Gisela Preuschoff
Dorothea Beeken

Neue Vitalität für Körper und Seele

Ganzheitliche Reinigungs- und
Ausleitungsverfahren

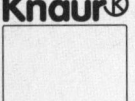

ALTERNATIV HEILEN

Herausgegeben von Gerhard Riemann

Gisela Preuschoff wurde 1950 in Berlin geboren und wuchs dort auf. Ihre Mutter lehrte sie die Liebe zu den Menschen, der Vater die Liebe zu den Pflanzen. In ihrer Therapieausbildung (Familientherapie, Klinische Hypnose, NLP) konnte sie beides miteinander verbinden. In Grundhof betreibt sie eine Fachpraxis für Familientherapie. Gisela Preuschoff ist verheiratet und hat vier Kinder.

Dorothea Beeken, Jahrgang 1947, ist Heilpraktikerin mit eigener Praxis in Oeversee. Sie ist ausgebildete Yogalehrerin und Reikimeisterin. Schwerpunkte ihrer Behandlung bilden ganzheitliche Ausleitungsverfahren zur Reinigung von Körper, Seele und Geist wie Fasten, Imagination, Kinesiologie und Drawidisches Ayurveda.

Von Gisela Preuschoff ist außerdem erschienen:

Die heilende Kraft der Bäume (Band 76050)

Originalausgabe Mai 1997
Copyright © 1997 Droemersche Verlagsanstalt Th. Knaur Nachf.,
München
Umschlagillustration: Susannah zu Knyphausen
Satz: Ventura Publisher im Verlag
Druck und Bindung: Clausen & Bosse, Leck
Printed in Germany:
ISBN 3-426-76138-6

5   4   3   2   1

Inhalt

Vorwort

Wenn Sie dieses Buch in Händen halten, wird Sie vielleicht auch interessieren, welche »Zufälle« und Begegnungen zu seiner Entstehung führten.

Merkwürdigerweise beginnt seine Geschichte in einem kleinen Dorf in Schleswig-Holstein, in dem Dorothea Beeken und ich, Gisela Preuschoff, uns trafen. Jeweils von weit her dorthin gezogen, fielen wir einander gleichzeitig durch unsere Veranstaltungen auf. Ich interessierte mich für Dorotheas Kursangebot, sie interessierte sich für meine Erfahrungen. Dorothea ist Heilpraktikerin, ich bin Familientherapeutin. Wir lernten uns bald kennen und begannen, über unsere Erfahrungen, unsere Fragen und unser Suchen zu sprechen.

Was uns sofort verband, war unsere Liebe zur Natur hier oben im Norden, zur Ostsee und der hügeligen Landschaft Angelns, wie die Gegend zwischen Schleswig und Flensburg heißt, und unsere Suche nach Wegen zur Heilung von Menschen. Obwohl wir beruflich ganz unterschiedliche Schwerpunkte setzen, ganz unterschiedliche Entwicklungen gemacht haben und in sehr unterschiedlichen Lebenszusammenhängen leben, fanden wir viele Gemeinsamkeiten und vor allem gemeinsam interessierende Fragen.

Es ergab sich, daß Dorothea sich gerade zu einem Zeitpunkt mit Fragen der körperlichen und energetischen Reinigung auseinandersetzte, zu dem mir mehrere Frauen begegneten, die sich »beschmutzt« fühlten. Unsere Erfahrungen, Nachforschungen und Überlegungen zum Thema Reinigung finden Sie in diesem Buch. Das Thema interessierte uns gleichermaßen, auch wenn wir uns der gemeinsamen Mitte von unterschiedlichen Standpunkten näherten.

Im ersten Teil des Buches, der die Kapitel 1 bis 6 umfaßt, hat Gisela Preuschoff ihre von der Familientherapie und klinischen Hypnose ausgehenden Überlegungen zum Thema Reinigung, die in der Psychotherapie *Katharsis* genannt wird, zusammengefaßt. Während im ersten und zweiten Kapitel allgemeine Überlegungen zu diesem Thema stehen, gehen die folgenden vier Kapitel auf verschiedene geistige und seelische Reinigungsformen konkret ein. Es werden Anregungen gegeben und Übungen empfohlen, die helfen können, das innere Gleichgewicht zu finden und, wie es in der Umgangssprache so treffend heißt, »mit sich selbst ins reine zu kommen«. Ausgangspunkt für diese Darstellungen waren meine Erfahrungen mit Patientinnen, die sich selbst »schmutzig« fühlten und die dadurch die Wertschätzung für sich und ihren Körper verloren hatten.

Oft gehen solche Gefühle dann einher mit Ernährungsgewohnheiten, die den Körper vergiften und einen Teufelskreis aus Unwohlsein, falscher Ernährung und schlechten Gefühlen in Gang setzen. Fast immer sind ungelebte Sehnsüchte und Träume der Ausgangspunkt für eine seelische und körperliche Vergiftung, die sich in »giftigen Gedanken« und Selbstbeschimpfungen fortsetzt.

Eine Lösung dieser Probleme und somit eine Reinigung kann da beginnen, wo Menschen anfangen, sich selbst und ihrer Umwelt wieder mit Liebe und Achtung zu begegnen, wo sie erkennen, daß sie nicht allein und isoliert, sondern Teil eines großen Ganzen sind, Teil einer guten Ordnung, die *Kosmos* genannt wird.

Im zweiten Teil, der die Kapitel 7 bis 12 umfaßt, schreibt Dorothea Beeken über die Reinigungssysteme des Körpers, die nicht getrennt sind von denen der Seele und des Geistes. Sie zeigt Wege auf, die Quellen der Lebendigkeit in uns wiederzuentdecken und bezieht sich dabei auf ihre Arbeit als Heilpraktikerin und ihre Ausbildung in *Prana-Veda* und indischer Energielehre.

Es folgt eine ausführliche Beschreibung der verschiedenen Reinigungssysteme des Körpers mit einem Verdauungsspiel, frei nach Monopoly, und einer Fülle von naturheilkundlichen Behandlungsmöglichkeiten. Dazu gehören auch Hausmittel und einfache Rezepte.

Danach werden Möglichkeiten beschrieben, durch bewußtes Umgehen mit Energien die Selbstheilungskräfte auf allen Ebenen zu aktivieren. Energielos sind wir nur, wenn unsere Einfallpforten, die Chakren, die Energie nicht aufnehmen und weiterleiten und wir die verdichtete, »negativ beladene« Energie nicht abgeben können. Deshalb hat Dorothea Beeken den Chakren und ihrer Reinigung in diesem Buch so großen Raum gegeben. Sie gibt ferner Anregungen zum kreativen Visualisieren, die helfen, sich mit den eigenen Disharmonien auseinanderzusetzen, die dunklen Anteile aus dem Schatten zu lösen und ans Licht zu bringen.

Vitalität und Energie als Kennzeichen der Lebendigkeit gehören zusammen. *Vita* heißt Leben, und wahre Vitalität wird nur möglich, wenn Energie frei fließt. Energie ist etwas, das jeder von uns erfassen und erspüren kann. Man braucht zwar ein bißchen Geduld mit sich selbst, aber der Umgang mit Energien ist ein Weg, der uns unserem eigenen Potential, allem, wozu wir fähig sein können, näher bringt.

Wir möchten Sie mit diesem Buch einladen, Ihre eigenen Fähigkeiten zu erkennen und zu entwickeln, damit Sie mit sich selbst »ins reine kommen« und Ihre neue Vitalität spüren und genießen können.

TEIL I
Ins reine kommen

1 Einleitung: Rein oder unrein? Gedanken zu einem umstrittenen Begriff

Oft hat mir mein Mann, der in den fünfziger Jahren katholisch erzogen wurde, von einem Bild erzählt, das ihm als Kind im Religionsunterricht gezeigt wurde und ihn sehr beschäftigte: ein Herz mit schwarzen Flecken. Die Flecken standen für Sünden. Es gab die Möglichkeit, durch Beichte diese »schmutzigen Stellen« wieder loszuwerden. Aber da waren auch Todsünden, die nicht »gereinigt« werden konnten.

Eines meiner eigenen Kindergebete lautete: Ich bin klein, mein Herz ist rein ... Offensichtlich werden die Begriffe rein und unrein oder schmutzig schon lange nicht nur für äußerlichen Schmutz, sondern auch für innere seelische Verfassungen und geistige Zustände benutzt.

Das Wort »rein« stammt etymologisch vom gotischen *hrains* und dem germanischen *hri,* was »sichten, sieben« bedeutet, ab. Wer rein ist, ist getrennt von etwas anderem und damit ist meist Schmutz, Sünde oder ein Tabu gemeint, etwas, das man nicht berühren, worüber man nicht reden darf. Das Wort ließe sich jedoch auch anders verstehen: Durch das Reinigen oder »Sieben« werden diejenigen, die sich als getrennt erleben und dadurch schlecht fühlen, von denen getrennt, die sich mit Gott verbunden, von ihm durchdrungen und dadurch gut fühlen. Es ist das Gefühl des Getrenntseins, das uns unrein werden läßt. Solange wir eins mit allem sind, wie das z. B. in einer frühen

15

Kindheitsphase unter glücklichen Umständen der Fall sein kann, fühlen wir uns glücklich, und es gibt weder gut noch böse, weil alles eins in großer Geborgenheit ist.

Religiöse Vorstellungen allerdings, die von einem strengen und strafenden Gott ausgehen, lassen uns diesen als rein, uns selber jedoch als unrein empfinden. Wir müssen dann allerlei Reinigungsrituale durchführen, um uns Gott nähern zu dürfen, z. B. die Schuhe im Tempel ausziehen, einen Hut aufsetzen, die Füße waschen etc. Hingegen hielt die als animistisch oder pantheistisch bezeichnete Weltanschauung unserer Vorfahren alles für heilig – somit auch den Menschen selbst, denn alles kommt von der großen Muttergöttin, und alles ist vom Göttlichen durchdrungen. So kannten sie eine Trennung zwischen rein und unrein nicht.

Die Farbe der Muttergöttin ist Rot – die erste Farbe überhaupt und ein Symbol für Blut, Leben und Wiedergeburt. Für die Bauerngemeinschaften im alten Europa war Schwarz die Farbe der fruchtbaren Erde, die alles Wachstum hervorbringt und die Ernährung sichert. Weiß war dagegen der Tod, denn Knochen sind weiß, wenn sie vom Fleisch befreit sind. Erst in der jüdisch-christlichen Tradition wird Weiß die Farbe der Unschuld und Reinheit, denn weiß sind die Opferlämmer.

Im Alten Testament werden die Begriffe heilig und rein sogar oft sinngleich gebraucht. Die Unreinen sind getrennt von Gott, verehren fremde Götter, essen Unreines. Es ist jedoch bis heute schwer deutbar, was nun eigentlich rein und was unrein ist. Selbst für äußerlichen Schmutz gebraucht, ist der Begriff »unrein« schwierig, denn was dem einen schmutzig erscheint, ist für den anderen noch sauber. Erde, zum Beispiel, aus der ja alles Leben hervorkommt, ist für einige Menschen nichts als

»Dreck« – anderen ist sie heilig. Körperliche Ausscheidungen empfinden viele als eklig und in jedem Fall »unrein« – und nun soll ausgerechnet Urin ein Heilmittel sein! Verstrahlte Lebensmittel sehen lecker und appetitlich aus – wie wir seit Tschernobyl wissen. Und ein verschrumpelter Bioapfel kann lebensspendende Kräfte enthalten.

Ich selber bin irritiert auf die Begriffe rein und unrein gestoßen, als mir Menschen, die in meine therapeutische Praxis kamen, weil sie mit Gewalt konfrontiert waren, erzählten, daß sie sich »schmutzig« fühlten. Obwohl sie selber keine »Sünde« begangen hatten, sondern Opfer kriminellen Verhaltens waren, erlebten sie sich selbst als mit einem Makel behaftet, der den schwarzen Flecken glich, die mein Mann im Religionsunterricht zu sehen bekam. Sie schämten sich.

Wie kommt es, daß Menschen Ereignisse oder Verhalten als »rein« oder »unrein« empfinden?

Da ist zunächst einmal die »herrschende Moral«, die meist aus den Geboten und Vorschriften der herrschenden Religion und ihrer zeitbedingten Ausprägung abgeleitet ist. Ursprünglich hatten diese Regeln, Gebote und Vorschriften einen Sinn, denn sie halfen, das menschliche Miteinander zu regeln und sich als Gruppe zusammenzufinden. Sie waren abgestimmt auf die Kultur und das Klima, die vorgefundenen Bedingungen des Landes – und wenn sich diese änderten, änderten sich oft auch die Gebote und Gesetze.

In den Köpfen der Menschen leben solche Vorschriften jedoch oft länger weiter, als sie nützlich sind, und oft ist Angst der Grund, sich an bestimmte Regeln zu klammern. Das starre Einhalten von Geboten gibt Sicherheit und Orientierung, die allerdings schnell zusammenbricht, wenn der Sinn nicht mehr gegeben oder die Einhaltung unmöglich ist. Umgekehrt kann es aber auch vorkommen, daß Gebote strikt gefordert werden, die in den Köpfen der Menschen schon längst überholt sind – und auch das führt zu Konflikten, die Unsicherheit und Angst erzeugen. Man denke nur an den Zwang zum Kopftuchtragen für Frauen im Iran.

In allen großen Kulturen gab es immer Strömungen, die mit Gesetzestreue Veränderungen erzwingen wollten, und andere, die die Freiheit des Menschen auf ihre Fahnen schrieben. So gibt es Bekleidungs- und Frisurvorschriften, strenge Bestimmungen zur Auswahl der Nahrungsmittel und eine Vielzahl von Regeln im Umgang miteinander, zur Gestaltung von Festen und Jahrestagen usw. Ich möchte hier auf den Bereich der Sexualität und der Nahrung näher eingehen, weil ich der Meinung bin, daß alle Menschen von Regeln auf diesem Gebiet besonders betroffen sind, handelt es sich doch um Grundbedürfnisse.

Noch im letzten Jahrhundert galt das Verbot des »vorehelichen Geschlechtsverkehrs« und der Onanie, das in unserem Jahrhundert zwar immer noch existiert, aber kaum noch gelebt wird. Geblieben ist jedoch in den Köpfen vieler Menschen die Vorstellung, daß Sexualität etwas Schlechtes und Schmutziges sei. Im Tantra, der Weisheits- und Gesundheitslehre der indischen Urbevölkerung, der Drawiden, gilt Sexualität als etwas Gottgegebenes, Heiliges, das zur höchsten Stufe spiritueller Erfahrung werden kann.

Was dem einen heilig, ist dem anderen Schmutz

Es gibt also keine Sexualität an sich, sondern immer nur in Beziehung zu Menschen in einer bestimmten Gemeinschaft. Sexualität ist an sich weder gut noch böse, rein oder unrein, sondern sie wird von Menschen mit ihren Vorstellungen und Gedanken, Machtansprüchen und Herrschaftsinteressen dazu gemacht. Wir selber erschaffen uns eine Realität, die uns Sicherheit und Orientierung geben soll und uns hilft, im Alltag zurechtzukommen. Mit Objektivität oder Wahrheit hat das allerdings nichts zu tun.

Moralische Vorstellungen sind Glaubenssätze, die ich persönlich an dem Kriterium messe, ob sie für den einzelnen Menschen nützlich sind oder nicht. Wenn sie seiner Entwicklung und seinem persönlichen Wachstum dienen, sind sie in meinem Sinn nützlich; wenn sie ihn einschränken, verängstigen und erstarren lassen, sind sie es nicht.

Die vielen sexuellen Tabus, die es in unserer Gesellschaft gab, dienten sicherlich zur Aufrechterhaltung einer autoritären Herrschaftsform. Freie Sexualität, die immer an Selbstbestimmung gebunden ist, verträgt sich nicht mit undemokratischen Strukturen. Wer seine eigene Sexualität unterdrückt und verachtet, wird auch leichter bereit sein, andere Menschen zu unterdrücken, besonders wenn ihr Tun als böse, schmutzig und verwerflich charakterisiert wird.

Beachtenswert ist, daß es neben der herrschenden Moral immer eine Doppelmoral gab. So war Prostitution offiziell verpönt, doch man bediente sich ihrer, und bis heute werden Politiker mit Fotos aus Bordellen erpreßt. Bekannt ist auch das »Recht der ersten Nacht«, das den Herrschenden die Vergewaltigung erlaubte. Was rein oder unrein, gut und richtig oder böse und falsch ist, wird also von Menschen festgelegt und als herrschende Moral zum Teil auch per Gesetz festgeschrieben und staatlich verordnet.

Dabei kann der einzelne Mensch sein Verhalten subjektiv als anders empfinden. Ein Vergewaltiger kann sich gut und »rein« fühlen, sein Opfer schlecht und unrein, obwohl es von unserem Rechtsempfinden her umgekehrt sein müßte.

Bedenken sollte man in diesem Zusammenhang, daß es ganz normale Männer waren, die im Krieg Frauen vergewaltigten und mißhandelten und in der Nazi-Zeit einen Völkermord in nie gekanntem Ausmaß betrieben, ohne sich dabei schlecht oder unrein zu fühlen. Führten sie doch »nur Befehle« aus und vernichteten »unwertes Leben«. Mit den gleichen positiven Gefühlen spritzen heute Bauern, Hausfrauen und Gärtner Gift auf Erde und Pflanzen, sie vernichten ja »nur Unkraut«.

Sicher ist für mich jedoch auch, daß jeder Mensch einen unverletzlichen, leuchtenden »Kern« in sich trägt, einen unsterblichen göttlichen Teil, der z. B. von C. G. Jung auch »höheres Selbst« genannt wird, hier jedoch einfach als Selbst bezeichnet werden soll.

Wenn, wie auch ich glaube, das Göttliche in allem zu finden ·ist, ergibt es wenig Sinn, von »höher« oder »niedriger« zu sprechen, genausowenig wie es rein und unrein gibt. Lea, eine meiner Klientinnen, die sich wegen Angstzuständen auch in der Psychiatrie aufhalten mußte und sexuell mißbraucht war, entdeckte diesen Kern in sich selbst. Sie sah deutlich ein »goldenes Ei«, strahlend, unverletzbar und rein. Während sie selbst stets von der Sorge gequält war, ihren Körper rein zu halten, zeigte sich ihr Selbst von allein und konnte sie beruhigen und trösten.

Daß Sie, liebe Leserin und lieber Leser solch einen unverletzlichen, reinen und strahlenden Teil auch in sich entdecken, ist das Anliegen dieses Buches.

Verschmutzung von Nahrung und Umwelt

Wie verhält es sich aber mit unserer Nahrung und Umwelt, die ja vergiftet, verstrahlt oder sonstwie verunreinigt sein kann? Zunächst kann jeder beobachten, daß es auch auf diesem Gebiet höchst unterschiedliche Bewertungen gibt. Was dem einen »unrein« erscheint, ist für den anderen gesund und wertvoll. Gewaschene Möhren verkaufen sich besser als solche, an denen die Erde noch klebt, obwohl letztere sich besser halten und vitaminreicher sind. Rote Wurst erscheint den meisten als höchst appetitlich, dunkelrotbraune als abstoßend, obwohl dies ihre natürliche Farbe ist und das Rot nur durch umstrittene Zusatzstoffe erzeugt werden kann.

Äpfel, die eine bestimmte Größe nicht erreichen, gelten als unverkäuflich, ja, sie dürfen nach EG-Norm nicht einmal Apfel genannt werden, während riesige, gespritzte und genbehandelte Früchte das Auge locken und rein erscheinen. In vielen Bereichen ist uns heute eine künstliche, von Menschen geschaffene Welt näher und »reiner« als das Natürliche und Ursprüngliche – unsere eigenen Kinder spiegeln uns das oft genug wider. Sie kennen alle Automarken und Firmen – wie aber die Pflanzen und Tiere ihrer Umgebung heißen, wissen sie nicht. Wir Erwachsenen wollen geteerte Straßen und Wege und keine, auf denen Mutter Erde ihr wahres, oft matschiges Gesicht zeigt.

Was wir inzwischen jedoch auch wissen können ist, daß unsere Gedanken und Vorstellungen selber reinigende oder verunreinigende Kraft haben, und das in einem sehr viel stärkeren Maß als bisher angenommen. Wissenschaftler haben herausgefunden, daß wir uns mit Gedanken und Vorstellungen krank, aber auch gesund machen können. Und genauso wie es einen Placebo-Effekt gibt, bei dem der Glaube an ein Medikament Heilung bewirkt, gibt es auch einen Nocebo-Effekt: Je mehr wir über eine Krankheit wissen und uns vor ihr fürchten, desto anfälliger werden wir auch für sie. So sind in der ehemaligen DDR selbst in Gebieten mit verschmutzter Luft und vielen Stoffen, die Allergien auslösen können, viel weniger Menschen an Allergien erkrankt als in München, wo nahezu jeder schon von Allergien gehört hat.

Auch scheinen mir Eßstörungen wie Magersucht und Bulimie heute deshalb so verbreitet zu sein, weil in einer Überflußgesellschaft Nahrung ein gutes Mittel der Machtausübung ist, steht sie doch jedem in breiter Auswahl zur Verfügung. Jede Störung oder Krankheit wird von einer Vielzahl von Faktoren beeinflußt und geprägt. Es gibt jedoch auch das Phänomen, daß eine Krankheit gewissermaßen in der »geistigen Luft« liegt oder im »morphogenetischen Feld«, wie Sheldrake das nennt. Was wäre, wenn sich eines Tages herausstellte, daß wir weniger an der Krankheit als an der Angst vor ihr erkranken? Richten wir unsere Aufmerksamkeit nun wieder auf die Nahrung, denn »der Mensch ist, was er ißt«. In den Anfängen der Menschheit ernährten sich unsere Vorfahren von dem, was die Natur ihnen schenkte. Tieren gegenüber hatten sie den einen großen Vorteil, nämlich Werkzeuge benutzen zu können. Menschen aßen Blätter und Wurzeln, Rinde und ab und zu Fleisch von einem erlegten Tier. Jeder mußte einfach das essen, was es gab: in manchen Gegenden vorwiegend Fisch, in anderen Früchte und Samen.

Es scheint mir bis heute sinnvoll und gut, sich von dem zu ernähren, was in unserer Umgebung wächst, wenn es ohne Gift angebaut wurde. Zucker wird man in der Natur nicht finden, wohl aber süße Früchte und Wurzeln, Honig oder den Sirup aus Ahornbäumen.

Mit dem Entstehen der Religionen entstanden auch Tabus. Nun gab es Dinge, die aus religiösen Gründen nicht gegessen werden sollten, z. B. bestimmte Tiere, die als göttlich verehrt wurden, wie die Kühe in Indien, oder andere, die als »unrein« galten, weil sie Krankheiten übertragen konnten, wie z. B. das Schwein. So entstammen die zum Teil sehr umfangreichen Speisevorschriften für »koscheres«, reines Essen für Juden dem Alten Testament und den Büchern Mose und sind bis heute gültig. Damals dienten sie der Gesunderhaltung des Volkes Israel und auch, um sich gegenüber anderen Religionen abzugrenzen. Ähnliches gilt für den Islam, dessen Gesetze aus dem Koran abgeleitet werden und Speise- und Fastenvorschriften enthalten. In Indien, wo es eine Fülle von Früchten und mehrere Ernten im Jahr gibt, konnten Menschen ganz auf das Essen von Fleisch verzichten, was z. B. bei den Eskimos oder Wüstennomaden undenkbar wäre.

Allen Speisevorschriften lag die Sorge um die Gesundheit der Menschen zugrunde, und immer waren sie mit einer großen Dankbarkeit dem einen oder mehreren Göttern gegenüber verbunden, die alles wachsen und gedeihen ließen. Daß Menschen diese Dankbarkeit auch in Opfern ausdrückten, um der Erde und den Göttern einen Teil dessen, was sie schenkten, zurückzugeben und Dankbarkeit zu leben, war selbstverständlich.

Jesus, der selber Jude war und nach den Gesetzen lebte, stellte das Gebot der Nächstenliebe über alle anderen, insbesondere über unbarmherzige und rein formale Auslegungen. Er folgte damit einer Tradition, die es in allen anderen Religionen auch immer gab und geben wird: die Strömung, die nicht daran glaubt, über das Böse zu siegen, indem man es bekämpft, sondern indem man es annimmt und jedem Menschen die Freiheit und Verantwortung gibt, sein Handeln selbst zu bestimmen.

Indem er sich mit Sündern, Huren und Ausgestoßenen zusammensetzte, lebte er eine Geisteshaltung vor, die Liebe und Annahme als höchste Werte sieht und Ausgrenzung und Verurteilung als hinderlich empfindet. Nicht was von außen in den Menschen eingeht, verunreinigt ihn, sondern wie der Mensch denkt und handelt, macht ihn unrein. Da Jesus sich jedoch für die Sünden der Menschheit opferte, wird nach kirchlicher Auffassung den Christen Reinheit durch Taufe zuteil, deren Symbol das Wasser ist.

So verloren für die christlichen Gemeinden Speisevorschriften in dem Maß an Bedeutung, wie sie keinen Sinn mehr hatten. Warum sollte man bei uns im Mittelalter keine Schweine jagen und verzehren, wo Korn doch knapp war? Neue Gesetze entstanden, die sich weniger auf die Nahrung als auf die Herrschaftssicherung christlicher Fürsten, Könige und Kaiser bezogen, bis auch diese keinen Sinn mehr ergaben.

Heute, wo wir nicht nur ein Überangebot an Nahrung, sondern auch an Information haben, ist uns dies alles fremd. Weil wir formal fast alles haben und kaufen dürfen und uns ziemlich viel erlaubt ist, werden wir immer unsicherer. Was ist denn nun richtig? »Einsager« reden uns verschiedenste, oft widersprüchliche Gebote ein, die meist an den Kauf irgendwelcher Güter gebunden sind. Wenn du dies tust, wird es dir gutgehen, wenn du jenes kaufst, ist dir geholfen.

Speisevorschriften kennen viele von uns nur noch aus Diäten. Einem Übermaß an künstlich erzeugten und beeinflußten Nahrungsmitteln steht ein Mangel an Naturverbundenheit und Liebe, aber auch an lebendiger, natürlicher Nahrung gegenüber. Die meisten Menschen wissen gar nichts mehr von dem, was draußen wächst, eßbar ist und was nicht. Selbst Heilkräuter, die im eigenen Garten wachsen, sind oft unbekannt. Viele gängige Obst- und Gemüsesorten sind nur noch tiefgefroren und zerstückelt bekannt. Selten wird Dankbarkeit empfunden. Den Kuchen hat Dr. Oetker gemacht – nicht Mutter Erde!?

Viele tausend Menschen haben Mangelerscheinungen, Übergewicht und ernährungsbedingte Krankheiten, und unsere Kinder sind kränker als je zuvor: Jedes dritte Schulkind hat Übergewicht und Bewegungsstörungen, und Kinder sind die einzige Bevölkerungsgruppe, deren Gesundheitszustand sich in den letzten zwanzig Jahren verschlechtert hat. Kann uns das wundern?

Die Tiere, die wir essen, werden mit künstlicher Befruchtung fast maschinell erzeugt, in Massen zusammengepfercht, mit Antibiotika am Leben erhalten und dann geschlachtet. Kann jemand wirklich glauben, daß die so sauber und rein erscheinenden Fleischpäckchen im Supermarkt unserer Gesundheit dienen? Empfehlungen, kein Fleisch zu essen, bekommen angesichts von Massentierhaltung, Antibiotika-Skandalen und

Rinderwahnsinn einen neuen Sinn. Ungeachtet aller religiöser Gebote kann es für jeden Menschen nur von Vorteil sein, Fleisch, wenn überhaupt, nur von solchen Tieren zu essen, die artgerecht gehalten und gefüttert werden, wie dies bei Bioland- oder Demeter-Bauern der Fall ist.

In bezug auf Nahrung ist heute zumindest in Teilbereichen unumstritten, daß es wertvolle und weniger wertvolle, gesunde und ungesunde Nahrung gibt. Auch wenn wir von den Spritzmittelgiften nicht gleich krank werden und sterben, gibt es doch eindeutige Empfehlungen, z. B. für stillende Mütter, ungespritzte, lebendige Nahrungsmittel zu essen. Zusatzstoffe wie Emulgatoren, Konservierungsmittel und Stabilisatoren fördern zwar das »reine« und appetitliche Aussehen von Speisen, greifen aber auch unsere Gesundheit an. Zucker, weißes Mehl und zuviel Fleisch gelten unumstritten als förderlich für viele Herz-Kreislauf-Erkrankungen, Darmstörungen und kindliche Verhaltensauffälligkeiten. Sie schwächen das Immunsystem. Frisches, biologisch angebautes Gemüse, wie Brokkoli, Tomaten, Zwiebeln, Knoblauch und Kohl, stärkt dagegen nachweislich das Immunsystem und wehrt Krankheiten, unter anderem auch Krebs, ab.

Eine Tatsache ist außerdem, daß jeder Mensch sein Immunsystem stärken und mit seinem Denken und seinen Vorstellungen positiv auf seinen Körper einwirken kann. Die Arbeiten der amerikanischen Ärztin und Professorin Jeanne Achterberg, die im Literaturverzeichnis aufgeführt sind, beweisen dies eindrucksvoll. Als ein bewegendes Beispiel möchte ich hier erwähnen, daß es ihr gelang, Krebspatienten, die mit Chemotherapie behandelt wurden, durch angeleitete Visualisierungen von den unangenehmen Folgen und Nebenwirkungen zu befreien und den Heilungsprozeß zu beschleunigen. Jeanne Achterberg entdeckte, daß die Phantasiebilder, die Patienten über ihre Krankheit, aber auch über das Fortschreiten ihrer Genesung entwickeln, den Verlauf der Krankheit erheblich beeinflussen. Heilungsrituale helfen, Gesundheit, Körperweisheit und Lebensfreude wiederherzustellen.

Reinheit und Unreinheit bedingen einander

Wir müssen heute feststellen, daß es ein Leben völlig frei von »Unreinheiten« in Luft, Wasser, Nahrung und Umwelt nicht gibt. »Rein« ist also in jedem Fall etwas Relatives und mehr ein Gefühl als eine belegbare Tatsache, wenn man einmal von Schadstoffmessungen absieht. Letztere geben zwar Fakten an; wie der einzelne Mensch damit umgeht, ist jedoch höchst unterschiedlich. Unsere Gefühle werden von unseren Glaubenssätzen beeinflußt, und diese wirken in Form von Gedanken und Vorstellungen massiv auf unseren Körper ein.

Wer sich »rein« fühlt, wird sich gesund, strahlend, leicht und wohl fühlen. Jeder kann ein solches Gefühl in sich verstärken, wenn er bestimmte Nahrungsmittel bevorzugt, wie frisches Obst und Gemüse, Übungen durchführt und Vorstellungen zuläßt, wie sie in diesem Buch beschrieben sind. Für unsere Frage, was rein und unrein denn nun sei, bedeutet dies, daß es jedem freisteht, Möglichkeiten zu wählen, die ihm zu mehr Gesundheit und Reinheit verhelfen – unabhängig davon, wie rein oder unrein, gesund oder ungesund das bisherige Leben verlaufen ist.

Genausowenig wie die Teerflecke auf der Lunge einen Raucher davon abhalten, weiterzurauchen, wird ein Sünder weniger sündigen, wenn ihm schwarze Flecken auf seinem Herzen gezeigt werden. Wenn wir uns reinigen wollen von den zahlreichen Verunreinigungen, die das Leben uns heute zufügt, können wir aber auf jenes enorme Heilpotential zurückgreifen, über das unser Geist, unsere Seele und unser Körper verfügt. Es gibt verschiedene Methoden, sich zu reinigen. Sie reichen von Wasser und Seife über Visualisierungen und Fasten bis zu Schwitzhütten und schamanischen Heilritualen. Wählen Sie – auch aus diesem Buch – stets solche Methoden aus, die mit ihren eigenen Glaubenssätzen übereinstimmen, die Ihnen persönlich sinnvoll erscheinen und Sie »ansprechen.«

Menschen, die sich beschmutzt oder unrein fühlen, haben immer auch Angst, daß mit ihnen etwas nicht in Ordnung ist, fühlen sich schlecht und hilflos. Hierdurch wird ein Kreislauf in Gang gesetzt, denn Angst und Unsicherheit wirken auf den Körper zurück, schwächen das Immunsystem und rufen Erschöpfung und Gefühle von Hoffnungslosigkeit hervor. Menschen mit einem Wasch- oder Putzzwang z. B. geraten genau in diesen Kreislauf, denn soviel sie auch waschen und putzen, die Angst bleibt. Gemäß dem Spruch: »Was du bekämpfst, bleibt dein Feind, ein Leben lang«, kämpfen sie bis zur Erschöpfung gegen Schmutz, Bakterien und Viren, ohne jemals triumphieren zu können.

Der Schmutz und das Unreine sind nicht aus der Welt zu schaffen, sie gehören zu uns wie Schatten zum Licht. Es gibt nun einmal kein Licht ohne Schatten und keinen Schatten ohne Licht. Wir kommen nicht umhin, das Unreine anzunehmen, mit ihm zu leben und es mit unserer Liebe, die wir in verschiedene Rituale und Heilschritte kleiden können, seiner Macht zu berauben.

»Wende dein Gesicht der Sonne zu, dann fallen die Schatten hinter dich«, heißt es in einem Sprichwort aus Thailand. Im chinesischen Yin und Yang sind Licht und Schatten zu einem Kreis vereint, und nur wenn beide miteinander harmonieren, sich im Gleichgewicht befinden, ist Gesundheit möglich. Unreinheit macht, so gesehen, Reinheit erst möglich, und beide bedingen einander.

Es gibt eine Menge Dinge, die man tun kann, um sich vor der einseitigen Macht der Schatten zu schützen und mit dem Unreinen und Dunklen leben zu lernen. In dem Moment, in dem Sie beginnen, sich selbst als wichtig und wertvoll genug zu betrachten, sich Zeit für Reinigungs- und Heilrituale zu nehmen, werden Sie in Ihrem Leben eine Änderung erfahren, die zu Wohlbefinden und Harmonie führen kann.

Vielleicht kennen Sie auch jene kristallklaren und reinen Morgen, an denen man gern aufsteht. Heute war so ein Tag für mich:

Kurz vor Sonnenaufgang blitzten und glänzten die Sterne am mildblauen Himmel in reiner Luft. In feurigem Orange stieg die klare Sonne am Horizont empor und lichtete die zarten Nebelschleier, die über den Wiesen ruhten. Mein Kopf fühlt sich klar und rein an.

Aber ich weiß: Später wird der Wind schmutziggraue Wolken über das Land treiben, Lärm wird die Stille durchdringen, Abgase und Rauchschwaden werden die Klarheit trüben. Immerhin: Ich kann diese Verunreinigungen annehmen als Produkt meiner Gedanken und Taten, als Spiegel dessen, was sich in mir bewegt, als meine alltägliche Unvollkommenheit. Und diese Unvollkommenheit wird mich ermuntern, hinter die Dinge zu schauen, den Schleier zu lüften und einen kleinen Teil der Klarheit und Reinheit zu ahnen, die uns umgeben, wenn wir uns von allen Illusionen befreien.

2   Elemente der Reinigung

Wasser und Feuer

Quellen sind es, die uns das tägliche Wasser schenken. Sie sind bis heute die Grundlage unserer Wasserversorgung, Bestandteile des ewigen Kreislaufs aus Meeren, Flüssen, Seen, Wolken, Regen, Schnee und unterirdischen Flüssen, der das Leben auf diesem Planeten erhält.

Von Anbeginn der Menschheit war Wasser genauso lebenswichtig wie faszinierend. Es rinnt durch unsere Hände und läßt sich kaum halten und hat dennoch die Kraft, Kontinente und Gebirge zu formen, Täler und Cañons zu graben. Dreiviertel unserer Erde besteht aus Wasser, und alles Leben auf unserem Planeten ging aus ihm hervor. Ohne die mildernden Einflüsse der Meere wären die Sommer zu heiß und die Winter zu kalt. Auch unser Körper besteht zu einem großen Teil aus Wasser, und jeder Mensch und jedes Säugetier beginnt sein Leben schwimmend in einer Blase aus Fruchtwasser, das ihn schützend umgibt. Alle Wachstumsprozesse sind nur durch Wasser möglich, und jeder von uns empfindet Wasser als Element der Reinigung und Erfrischung.

So kann es uns nicht wundern, daß unsere Vorfahren noch achteten, was wir heute beim Aufdrehen des Wasserhahns oft vergessen haben: Wasser ist Leben, kostbares Gut und heilig.

In allen Kulturen wurde Wasser als Geschenk der Göttin oder der Götter dankbar gewürdigt. Tempel wurden häufig an Quellen errichtet, und Quellgottheiten waren solche, die Leben und Fruchtbarkeit garantierten. In den altindischen Veden heißen Gewässer *matritamah,* das heißt »die Mütterlichsten«. Auch die großen griechischen Tempelanlagen und Kultstätten besaßen heilige Quellen, Wohnort der Göttlichen. In Delphi, das nach den Delphinen, den Meeressäugetieren, benannt ist, konnte man die Antwort der Götter auf menschliche Fragen erlauschen. Der Sage nach hat sich der Sonnengott Apoll in einen Delphin verwandelt und legte Wert darauf, in dieser Gestalt verehrt zu werden.

In zahlreichen Märchen und Sagen steht Wasser für ewige Jugend, Gesundheit und Schönheit, für lebensspendende Kraft. So in der Dietrichsage und in dem Märchen vom Wasser des Lebens. In der Dietrichsage begegnet der Held, der sich in großer Not und allein in einem Wald befindet, der rauhen Else, einer wilden, zotteligen und enorm häßlichen Frau. Sie bedrängt ihn, sie zu heiraten, was er natürlich entsetzt und voller Angst ablehnt. Sie bleibt aber hartnäckig und verläßt ihn nicht, bis er schließlich, völlig am Ende, einwilligt. Nun führt sie ihn ans Meeresufer und zu einem Schiff, das sie weit weg in ihre Heimat Alt-Troja bringt. Sie wandern dort in einem zerklüfteten Gebirge und gelangen schließlich zu einem Brunnen, der aus zwei Quellen, einer heißen und einer kalten, gespeist wird. Else stürzt sich hinein und kommt als wunderschöne Frau mit langem goldenen Haar wieder heraus.

Das Märchen vom Wasser des Lebens handelt von einem sterbenskranken König. Er bekommt den Rat, das Wasser des Lebens zu besorgen, nur dies könne ihn retten. Dem dritten Sohn gelingt es durch seine ehrliche, liebevolle und unerschrockene Art, das Wasser des Lebens zu besorgen, das in einem verwunschenen Schloß von Löwen schwer bewacht wird. Der König wird geheilt, unser Held jedoch muß erst noch viele Anfechtungen aushalten, bevor auch er seinen gerechten Lohn erhält. Quellwasser steht für Geburt, Bewegung, Verwandlung, Reinigung, Verjüngung, Heilung, Erneuerung, Erlösung. In der Edda, dem großen Mythos der nordischen Völker, entspringt an den Wurzeln der Weltenesche Yggdrasill die Schicksalsquelle, der Urdbrunnen. Mit seinem Wasser besprengten die Schicksalsfrauen, die Nornen, den Baum, damit er die Welt weiterhin trage. Das Christentum hat den Sinn des fließenden Wassers in der Taufe zusammengefaßt. Sie ermöglicht Reinigung und Wiedergeburt und stellt den Menschen in die Gemeinschaft der Christen.

Viele als heilig verehrte Quellen wurden nach der meist äußerst gewalttätig durchgeführten Christianisierung mit Namen von christlichen Heiligen besetzt. Die tiefe Naturverbundenheit, die Menschen in vorchristlicher Zeit fühlten, konnte damit jedoch nicht erhalten bleiben. Die Menschheit machte sich die Erde auf brutale Weise untertan. Immerhin ist in der Wallfahrtskirche Maria Brünnlein in Wemding bis heute ein Quellenaltar erhalten geblieben.

Wasser ist jedoch nicht nur Leben, sondern auch Tod. Bis zum heutigen Tag können uns Wassermassen gefährlich werden, und selbst in kleinen Teichen sind schon viele Menschen ertrunken. Auch in Märchen werden Menschen in verhängnisvolle Wasser gezogen, weggespült oder ins Wasser und Verderben gelockt. Hier bestätigt sich wieder, daß jedes Ding auch sein Gegenteil in sich trägt und rein und unrein zwei Seiten einer Medaille sind.

Interessant ist, daß das älteste Musikinstrument, das von den

Urvölkern zur »Seelenfindungsarbeit« benutzt wird, die Rassel ist. Sie dient den Menschen zur Nachahmung des Regens. Besondere, längliche Rasseln imitieren den Regen so echt, daß sie »Regenmacher« genannt werden und auch in Bitten und Tänzen für Regen verwendet wurden. Angeles Arrien, eine Kulturanthropologin, beschreibt die Rassel als reinigendes und läuterndes Instrument, das auch bei »Seelenverlust« eingesetzt wurde: »Heute würde man den ›Seelenverlust‹ mit Begriffen wie ›Depression‹, ›Entmutigung‹ und ›Niedergeschlagenheit‹ bezeichnen. In der Praxis benutzen die meisten Schamanen die Rassel, um Teile der Seele, die in der Vergangenheit an einem bestimmten Ort oder in einer alten Beziehung verlorengingen, zurückzurufen. Arries erinnert uns daran, daß Rasseln bis zum heutigen Tag überall auf der Welt das typische Geschenk für neugeborene Kinder sind. »Vielleicht erkennen die Menschen die Rassel unbewußt als eine Urquelle des Trostes, der Erneuerung des Lebens und der Kraft, die bis in die heutige Zeit in uns fortwirkt, um uns daran zu erinnern, uns aller Teile dessen, was wir sind, bewußt zu werden und sie zu leben.«

Frau Arrien empfiehlt, zur Reinigung und Seelenfindung täglich einige Übungen mit der Rassel durchzuführen, indem die Rassel in langen, senkrechten und waagerechten Bewegungen vor dem Körper auf und ab geführt wird. Kreisende Bewegungen rechts und links vom Körper können helfen, verlorene Teile unseres Wesens, wie z. B. Freude und Klarheit, wiederzuerlangen (vgl. Arrien S. 69).*

Wie das Wasser ist auch das Feuer ein Element der Reinigung.

* Siehe Literaturangaben am Ende des Buches.

Als einziges Element können es sich die Menschen selber schaffen. Viele Mythen beschreiben es als ursprüngliches Eigentum der Götter, das erst durch Raub in den Besitz der Menschheit kam. Es wärmt und bewahrt so Leben, es erhellt die Dunkelheit und bringt den Tod. Flammen können reinigen, indem sie Böses vernichten und z. B. tatsächlich Bakterien und Krankheitserreger abtöten. Fieber, das Feuer in unserem Körper, heilt. Feuer ermöglicht uns, eine Vielzahl von Speisen zu essen, und kann gleichzeitig unsere Nahrungsgrundlage vernichten. Feuer reinigt, indem es transformiert: Es verwandelt und hilft uns, andere Zustände zu erreichen oder zu erkennen. Als »heiliger Geist« symbolisiert es das Göttliche und leidenschaftliche Liebe. Wenn wir für jemand durchs Feuer gehen, stehen wir wirklich zu ihm.

Die in mehreren Erdteilen nachweisbare Sitte des Feuerlaufs, in deren Verlauf glühende Kohlen mit bloßen Füßen unverletzt betreten werden, war ursprünglich ein Reinigungsritual im Frühjahr und wird bis heute am 15. Tag des ersten Monats in Tibet praktiziert. In vielen Ländern springt man im Frühjahr über ein Feuer, um sich symbolisch zu reinigen. Hier wird verbrannt, was an Altem und Überholtem vom letzten Jahr übriggeblieben ist. Während das Wasser als weibliches Element gilt, werden dem Feuer männliche Eigenschaften zugeschrieben. Die Verbindung aus Wasser und Feuer gibt dem Wasser seine Fähigkeit, aufzusteigen und so den ewigen Kreislauf in Gang zu halten. Das chinesische Symbol Yin und Yang vereint die feuchten und heißen oder weiblichen und männlichen Kräfte zu einem Kreis. Nur wenn beide im Einklang stehen, können sich Harmonie und Gesundheit entfalten.

Räuchern als besondere Form der Reinigung in Verbindung mit Feuer

Mit dem Feuer ist auch das Räuchern entstanden oder, genauer gesagt, von Menschen gefunden worden. Wer Holz ins Feuer wirft, spürt seinen würzigen Duft. In allen alten Zivilisationen wurden bald besondere Hölzer verbrannt, um sich ihren Geruch für religiöse Zeremonien nutzbar zu machen. Den Göttern opferte man edelste Hölzer und Duftpflanzen, damit ihr Geruch sie freundlich stimmen sollte. Zeder, Myrte, Wacholder und Weihrauch, das Harz des Boswellia-Baums, wurden als »Nahrung« für die Götter verbrannt und dienten den Menschen als Symbol für Leben, Tod und Transzendenz.

In Indien sagt man, mit einem guten Räucherwerk, das in der richtigen Gesinnung verbrannt wird, kann unsere bedrückte, aufs Materielle fixierte Seele emporgehoben werden wie der Rauch zu himmlischen Gefilden, wo alles rein, weit und glücklich ist. In der Rigveda und den Upanischaden, die zu den ältesten überlieferten religiösen Schriften gehören, finden sich genaue Hinweise, wie man sich durch duftendes Räucherwerk im Opferritual von Sünden, Verunreinigungen und negativen Charaktereigenschaften reinigen kann. Speziell das heilige Sandelholz vermag böse Geister und Dämonen zu bannen und kann helfen, eine friedliche Welt auf Erden auszubreiten.

Während bei ätherischen Ölen der Duft mit dem Element Wasser verbunden wird, wird beim Räuchern das Element Feuer zur Reinigung verwandt. In der jahrtausendealten Tradition des Räucherns, die auch in Deutschland und anderen europäischen Ländern noch bis in unser Jahrhundert hinein lebendig war, kann man folgende Symbolik erkennen:

Das Räuchergefäß ist das Symbol für die Welt; es ruht meistens auf drei Beinen als Zeichen der Dreiheit Körper, Seele, Geist oder Brahma, Vishnu, Shiva. In diesem Räuchergefäß befindet sich Sand und/oder Asche als Symbol der Erde. Die glühende Kohle, die darauf gelegt wird, ist das Symbol des von der Achtsamkeit entflammten Geistes. Die Flamme der Begeisterung wurde – wie zu Pfingsten – hier symbolisch übertragen. Das Räucherwerk selber bedeutet das Leben der Lebewesen. Es gleicht einem Stück Holz im Feuer, das verbrennt. Dabei entsteht Rauch, der sich in die himmlischen Sphären zurückbegibt, und der »Duft unserer Taten«. Was am Ende zurückbleibt, ist Asche, der Rest hat sich in der Unendlichkeit aufgelöst, mit der Ewigkeit vereint.

Pflanzen begegnen – Reinigen, Räuchern und Heilen

Fast jede Pflanze eignet sich in getrocknetem Zustand auch zum Räuchern. Der Duft ist dabei nicht immer angenehm. Im folgenden zähle ich einige Pflanzen auf, die der Reinigung dienen. Viele davon wurden schon seit Jahrtausenden zu Heil- und Reinigungszwecken benutzt. Aber wie? Die Begegnung mit der lebendigen Pflanze ist für mich das Wichtigste. Ich setze mich in ihre Nähe und nehme mit ihr Kontakt auf, indem ich zu ihr spreche und in ihrer Gegenwart meditiere. Ich bitte um Erlaubnis, einen Teil von ihr für mich nutzen zu dürfen.
Fast alle Pflanzen kann man essen und für Tee auch frisch oder getrocknet verwenden. Das ätherische Öl verschiedener Duftpflanzen kann man kaufen. Es ist hochkonzentriert und muß deshalb mit Wasser oder Feuer (Räucherungen) in Verbindung

gebracht werden. Unbedingt sollte auf gute Qualität geachtet werden. Ätherische Öle aus kontrolliertem biologischen Anbau bevorzuge ich, denn sie nützen Natur und Umwelt und auch den Menschen, die sie anbauen. Einige Anbaugebiete in Ländern der Dritten Welt helfen den Bauern dort, ohne Gifte anzubauen und ein geregeltes Einkommen zu haben. Durch unsere Nachfrage können wir derartige sinnvolle Projekte unterstützen und damit helfen, die Erde zu reinigen oder zumindest nicht noch mehr zu verschmutzen.

Wacholder – *Juniperus communis*

Der Wacholder, mit seiner dunklen, menschenähnlichen Gestalt, war schon immer etwas Besonderes. Einerseits ist er der europäische Totenbaum, andererseits sagt sein Name, daß er uns wach, d. h. am Leben hält. Sein Rauch hat eine stark desinfizierende Wirkung und wurde in Pestzeiten benutzt, um die Zimmer der Kranken auszuräuchern. Sein Öl und sein Harz galten als Geheimmittel gegen die Pest, wurden aber auch verwendet, um böse Geister zu vertreiben. In Niederbayern war es lange Zeit Brauch, am Martinstag einen Wacholderzweig an die Tür zu heften, um Mensch und Tier vor Krankheiten und schlechten Einflüssen zu schützen. Schon im alten Ägypten kannte man Wacholder als bedeutende Heilpflanze. Das ätherische Öl der Pflanze wirkt kräftigend und aufbauend, harntreibend und reinigend. Wacholderrauch unterstützt die Meditation und hilft, sich auf das Wesentliche zu besinnen. Massageöl mit Wacholderessenz hilft bei Muskelkater, Hexenschuß und Krampfadern.

Basilikum – Ocimum basilicum

Basilikum ist ein königliches Kraut, wie sein Name verrät: *Basilicon* ist griechisch und heißt »die Königliche«. In Indien heißt es *Tulsi* und ist eine den Göttern Krishna und Vishnu geweihte Pflanze. Es wirkt nicht nur antidepressiv und antiseptisch, sondern kann auch bei Migräne und Nebenhöhlenentzündung hilfreich sein. In diesem Fall sollte man allerdings das ätherische Öl zur Inhalation benutzen. Es ist ein gutes Mittel gegen geistige Erschöpfung und nervöse Störungen. In Räuchermischungen wirkt es reinigend und klärend. Das getrocknete Kraut für sich allein riecht, wenn man es verbrennt, recht beißend. Es empfiehlt sich daher, es mit Hölzern oder Harzen zu mischen oder das ätherische Öl zu verwenden. Nicholas Culpeper (zitiert nach Tisserand) unterstreicht die entgiftende Wirkung von Basilikum und empfiehlt es bei Schlangenbissen und Hornissenstichen. Es beugt Krankheiten vor und macht einen klaren Kopf. Ich selber genieße Basilikum am liebsten als frisches Würzkraut mit Schafskäse und Tomaten. Insbesondere das purpurfarbene ägyptische Basilikum erfreut meine Seele und reinigt mich auf jeder Ebene.

Beifuß – Artemisia vulgaris

Beifuß ist in fast allen Erdteilen als Heilpflanze bekannt und verehrt worden. Die eher unscheinbar wirkende Pflanze, die bei uns oft als Unkraut verkannt wird, hat ihren lateinischen Namen vermutlich von der Frau des persischen Königs Maussolos, dessen Grabmal zu den sieben Weltwundern gehört. Seine Frau Artemisia war heilkundig. In Persien und Griechenland wurde auch Artemis verehrt, die Muttergöttin, die bei Geburten angerufen wurde. Ihr waren die Pflanzen Fichte und Beifuß geweiht. Beifuß erleichtert die Geburt, mildert Menstruationsschmerzen und schützt vor Krankheit. Räucherungen mit Beifuß wurden zu Mariä Himmelfahrt durchgeführt und sollten das Vieh vor Ansteckung schützen. Die Kelten verehrten Beifuß als wärmende, kräftigende Pflanze. Der nordische Donnergott Thor trug einen Gürtel aus Beifuß, mit dem er seine Kraft verdoppeln und gefährliche Kämpfe überleben konnte. Räucherungen mit Beifuß dienen der Reinigung und Stärkung. Aus China ist die Moxa-Therapie zu uns gekommen, in der Beifuß verbrannt wird, um auf die Meridiane zu wirken (siehe Kapitel 8).

Kamille – Chamomilla recutita matricaria oder Chamaemelum nobile

Wie Beifuß gehört die Kamille zur Familie der Korbblütler. Ihre Heilwirkung ist so enorm, daß es ganze Lehrstühle nur zur Erforschung dieser Pflanze gibt. Die getrockneten Blüten der Kamille sind vielen als Tee bekannt. Kamille entspannt und wirkt krampflösend, entzündungshemmend und beruhigend. Auch gegen Ärger hilft Kamillenduft als ätherisches Öl oder in Räuchermischungen. Fred Wollner empfiehlt Räucherungen mit Kamille auch bei Segnungszeremonien und Gebeten um finanziellen Erfolg. Mich reinigt insbesondere das ätherische Öl der Römischen Kamille von Ärger und immer wiederkehrenden Gedanken. Gerade im Winter, wenn ich zuwenig Sonne bekomme, wirkt ein Tropfen Kamillenöl auf einem feuchten Tuch auf der Heizung heitere Wunder.

Lavendel – Lavendula officinalis

Schon der Name spricht von Reinigung. Lavendel kommt von *lavare*, waschen, denn die stark desinfizierende Wirkung dieses Krauts wurde schon bei den Römern beim Waschen und Ausräuchern von Krankenzimmern benutzt. Lavendel entgiftet und heilt – es gibt nichts Besseres bei Insektenstichen und Verbrennungen als das ätherische Öl, das direkt aufgetragen werden darf. Lavendel schützt vor Ansteckung und mildert Erkältungen und Kopfschmerzen. Hierzu verwende ich das ätherische Öl in der Badewanne oder zur Inhalation. In Räucherungen wirkt Lavendel klärend und besänftigend. Lavendel ist eine wunderbar reinigende Pflanze, die auch gegessen oder als Tee aufgebrüht werden kann. Frieden breitet sich in meiner Seele aus, wenn ich an einem Sommerabend in der Nähe von Rosen und Lavendel sitzen darf.

Lorbeer – Laurus nobilis

Lorbeerblätter werden wegen ihres würzigen Geschmacks gern verschiedenen Gerichten zugefügt. Lorbeerkränze gelten als Zeichen für Ruhm und Ehre. Apollon, der Sonnengott der Griechen, verwandelte sich in einen Lorbeerbaum, damit er der Nymphe Daphne nicht mehr nachstellen konnte. Lorbeeröl ist schmerzstillend und wirkt gegen Rheuma und Hautentzündungen. René Anton Strassmann beschreibt in seiner *Baumheilkunde* die anregende Wirkung des Lorbeers auf alle körperlichen Funktionen. In Räucherungen hilft Lorbeer gegen negative Gedanken und Einflüsse von außen. Früher wurde er auch gern bei Orakeln verwandt. Der Rauch des Lorbeers ist ziemlich beißend, man verwende ihn daher in Mischungen. Das ätherische Öl des Lorbeers dagegen riecht wunderbar mild und würzig. Lorbeer kann man auch gut als Topfpflanze halten. Der kleine Baum mit den wunderschönen, dunkelgrün glänzenden Blättern braucht einen sonnigen Platz.

Majoran – Origanum majorana

Majoran ist wohl die älteste Kulturpflanze der Menschheit und ein ausgezeichnetes Heilmittel bei vielen Beschwerden. Schon die Griechen benutzten ihn bei Krämpfen, Ödemen und Vergiftungen. Majoran wirkt krampflösend, erwärmend und beruhigend. Deswegen kann man das ätherische Öl auch gut zur Massage verwenden. Hierzu fügt man einem fetten Pflanzenöl, z. B. Mandelöl, einige Tropfen Majoranessenz hinzu. (Auf 10 ml fettes Öl ca. 5 Tropfen ätherisches Öl.) Majoran lindert Erkältungen und Kopfschmerzen. Hierzu sollte man das ätherische Öl inhalieren. Bei Magenbeschwerden kann man die Blätter frisch essen oder sie einem Tee beimischen. Majoran, dieses wunderbare und im Garten oder auf dem Balkon einfach zu ziehende Kraut, erwärmt auch das Herz und beruhigt nervöse Menschen. In Räucherungen soll Majoran Kraft und Mut geben und den Astralkörper reinigen.

Melisse – Melissa officinalis

Schon Hildegard von Bingen rühmte im frühen Mittelalter die Melisse und sagte, sie habe die Kraft von 15 Kräutern. Melisse beruhigt und heitert auf, sie hilft bei nervlicher Überlastung genauso wie bei Ansteckungsgefahr. Melisse steigert die Abwehrkräfte und hilft gegen Herpes und Gürtelrose. Sie mildert Schilddrüsenstörungen und nervöse Herzbeschwerden und hilft bei Verdauungsbeschwerden. In den Wechseljahren wirkt sie ausgleichend auf den Hormonhaushalt. In diesem Fall würde ich es in Bädern und als Massageöl verwenden. Hierzu mischt man ca. 15 Tropfen Melissenöl mit 100 ml fettem Pflanzenöl. Eine Fußmassage mit Melissenöl ist besonders wirksam und hilft auch vor dem Einschlafen. Melisse, die man an sonnigen Stellen häufig findet, kann auch als Tee und natürlich frisch genossen werden. Ihr ätherisches Öl gehört zu den wirksamsten der Aromatherapie. Getrocknetes Melissenkraut ist gut für Schutzräucherungen und gegen negative Einflüsse.

Pfeffer – Piper nigrum

Pfeffer gehört wie Zimt und Nelken zu den ältesten Gewürzen der Erde. In Indien wird er schon seit über 4000 Jahren verwendet. Die bei uns bekannten schwarzen Körner sind getrocknete rote Beeren des bis zu sechs Meter hoch wachsenden Pfefferstrauchs. Der weiße Pfeffer sind die geschälten Beeren. Pfeffer erwärmt stark und regt die geistige Aktivität an. In einem alten englischen Heilbuch, Banckes *Herbal,* wird seine »reinigende Wirkung auf Geist und Glieder« gepriesen. Jeder kennt Pfeffer als Gewürz, es gibt jedoch auch ätherisches Pfefferöl, das in der Duftlampe, zur Massage oder in Bädern verwandt werden kann. Vielfach wird auf die entgiftende Wirkung des Pfeffers hingewiesen. In kleinen Mengen verbrannt, wirkt der Rauch des Pfeffers hervorragend zum Reinigen negativer Schwingungen.

Pfefferminz – Mentha piperita

Wasserminze – Mentha aquatica

Nana-Minze – Mentha virdis nana u. a.

Der griechischen Sage nach war *Mentha,* so der lateinische Name der Minzen, eine wunderschöne Nymphe. Der Herrscher der Unterwelt, Pluto, verliebte sich in sie, was allerdings Persephone, seiner Gattin, gar nicht gefiel. Sie zerstampfte die Schöne in Grund und Boden. Pluto konnte sie dennoch erhalten, indem er sie in eine Pflanze verwandelte, die Minze. Jeder, der sie schon einmal angebaut hat, weiß, daß Minze eine sehr stabile, anspruchslose und kühlende Pflanze ist, die keinerlei Erotik ausstrahlt, jedoch vielfache Heilkraft besitzt. Minze fördert die geistige Konzentration, erfrischt und kühlt. Sie hilft bei Schwindel und Übelkeit, Kopfschmerzen und Verspannungen im Nacken. Minze eignet sich auch zur Behandlung von Gallensteinen und wirkt stark schleimlösend bei Schnupfen und Husten. Minzöl regt den Lymphfluß an und eignet sich, äußerlich angewandt, auch bei Hexenschuß, Muskelkater und Prellungen. Wissenswert ist, daß es weit über 100 verschiedene Minzarten gibt, die sich in ihrer Wirkung geringfügig unterscheiden. Allgemein kann gesagt werden, daß das ätherische Minzöl eine stark reinigende Funktion hat. In Räucherungen sollte man es nur in Mischungen verwenden. Bei homöopathischer Behandlung ist Minze zu vermeiden, weil ihre Wirkung zu stark ist.

Myrrhe – Commiphora myrrha

Wer die Weihnachtsgeschichte kennt, weiß, daß die Heiligen Drei Könige Jesus Gold, Weihrauch und Myrrhe schenkten, die wertvollsten Gaben der damaligen Zeit. Myrrhe ist ein Baumharz der in Somalia wachsenden Pflanze Commiphora myrrha. Die Myrrhe wird jedoch auch schon im Alten Testament und im Gilgamesch-Epos erwähnt, das 1200 vor Christus entstand. In diesem bedankt sich der Held Utnapischti bei den Göttern für die Rettung aus der Sintflut, indem er Zedernholz und Myrrhe anzündet. Auch im alten Ägypten wurde mit Myrrhe geräuchert, um der Sonne zu danken. Tote wurden mit Myrrhe einbalsamiert, denn Myrrhe hat die Eigenschaft, Gewebe zu erhalten. Ägyptische Frauen benutzten Myrrhe, um ihre Haut frischzuhalten. Das Buch Esther berichtet, daß bei der Reinigung der Frauen, die insgesamt zwölf Monate dauerte, sechs Monate lang Myrrhenöl verwendet wurde. Der Rauch des verbrannten Myrrhenharzes wirkt gegen Fäulnis und stark antibakteriell. Robert Tisserand schreibt, daß man die mit Myrrhe erzielten Erfolge bei schlechter Wundheilung nur als sagenhaft bezeichnen kann. Genauso wie der Myrrhenstrauch in der nordafrikanischen Wüste unter widrigsten Bedingungen überleben kann, heilt auch das ätherische Öl oder der Rauch des Myrrhenharzes, indem es uns stärkt und kräftigt.

Rose – Rosa damascena, Rosa gallica, Rosa centifolia

Die Rose kennen viele als Königin der Blumen, wie sie die griechische Dichterin Sappho nannte, oder als Pflanze der Liebenden, die in unzähligen Liedern und Gedichten besungen wird. Die Rose ist jedoch auch eine Heilpflanze, nicht nur für gebrochene Herzen. Allein die Betrachtung einer Rosenblüte und das Einatmen ihres frischen, verzaubernden Duftes wirkt heilend. Rosen helfen uns bei Kummer und Schmerzen, bei Enttäuschungen und Traurigkeit. Ihr Duft erheitert und öffnet uns für Liebe und Weisheit. Das ätherische Rosenöl wirkt entzündungshemmend, ausgleichend und mild krampflösend. Es hilft Frauen, den Hormonhaushalt zu regulieren und unregelmäßige Menstruationen auszugleichen. Auch bei Gürtelrose und nervösen Herzbeschwerden hat sich Rosenöl bewährt. Hierzu sollte man es in Jojobaöl geben und auf die Haut auftragen. Rosenwasser, das bei der Wasserdampfdestillation zur Gewinnung des ätherischen Rosenöls entsteht, reinigt die Haut, ohne ihren Säuremantel zu zerstören, und hilft bei übermüdeten, angespannten Augen. Hierzu träufelt man es auf einen Wattebausch und legt ihn sich auf die Augen. Rosenöl ist das Kostbarste aller ätherischen Öle und sollte daher nur in bester Qualität und sehr geringen Mengen verwandt werden.

Rosmarin – Rosmarinus officinalis

Der schöne Name dieser Pflanze kommt von *ros marinus,* was Tau des Meeres bedeutet. Aphrodite selbst hat sie den Menschen geschenkt, und lange Zeit haben es ihr die Menschen gedankt, indem sie Rosmarin als heilige Pflanze verehrten. Schon im alten Ägypten wurde Rosmarin für rituelle Räucherungen verbrannt. Er sollte die Götter freundlich stimmen und böse Geister fernhalten. In Frankreich verbrannte man Rosmarin in Krankenzimmern, um die Ansteckungsgefahr zu verringern. In England benutzte man ihn, um die Ausbreitung des Flecktyphus einzudämmen. Wie wir aus diesen Bräuchen ersehen können, ist Rosmarin eine stark reinigende Pflanze, die uns vor Krankheiten und negativen Einflüssen schützt. Studenten trugen im alten Rom Kränze aus Rosmarin, um ihr Gedächtnis zu stärken. Rosmarin stärkt aber auch die Nerven und das Herz. Alle berühmt gewordenen Heiler dieser Erde loben den Rosmarin als Pflanze mit außergewöhnlicher Heilkraft. Rosmarin wirkt auf Herz und Gehirn, auf Leber und Augen.

Raymond Lilly, ein Alchimist des 14. Jahrhunderts, empfahl, Rosmarinessenz um das Haus zu versprühen, als Geschenk an die guten Geister.

Der Duft des Rosmarins ist klar und aufrichtend. Er fördert einen klaren Kopf, ein gutes Gedächtnis und innere Sammlung. Rosmarin hebt den Blutdruck und stimuliert das Zentralnervensystem. Es ist die Pflanze gegen »Durchhängen«. Daher sollte man sie nicht benutzen, wenn man schlafen möchte. Kopfschmerzen und Migräne, die mit niedrigem Blutdruck und »Durchhängen« in Verbindung stehen, lassen sich gut mit Rosmarin behandeln. Bei Leberbeschwerden können warme Rosmarinkompressen die ärztliche Behandlung unterstützen. Gemeinsam mit Moxa (Beifuß) kann Rosmarin auch bei Gallenbeschwerden helfen. Bei Erkältungen und Grippe hilft Rosmarinessenz in der Duftlampe oder zur Inhalation. In Massageöl oder in der Badewanne erwärmt Rosmarin kalte Füße und hilft bei müden Beinen und Muskelschmerzen. Über die Haut wirkt Rosmarin entgiftend. Robert B. Tisserand empfiehlt Rosmarin auch bei chronischer Bronchitis und Asthma. In der Schwangerschaft und bei Menschen, die zu Epilepsie neigen, sollte Rosmarin jedoch nicht angewandt werden, weil es in hoher Dosierung Krämpfe auslösen kann.

Salbei – Salvia officinalis

Salbei gehört wie viele andere Lippenblütler auch, zu den stark reinigenden Pflanzen. Er wirkt antibakteriell und wird deshalb bei Halsschmerzen empfohlen. Sehr lecker ist Salbeibutter, die hergestellt wird, indem man Honig, Butter und einige frische Salbeiblätter in einer Pfanne leicht erwärmt und dann in warme Milch gibt. Wer das nicht mag, kann auch mit Salbeitee gurgeln. Salbei hemmt die Schweißbildung und wird daher gegen Schweißausbrüche in den Wechseljahren empfohlen. Für die Indianer Nordamerikas ist Salbei eine Pflanze mit starker Reinigungswirkung insbesondere gegen negative Einflüsse oder »böse Geister«. Vor jeder Schwitzhütte werden die Menschen daher mit Salbeirauch gereinigt. Der Muskatellersalbei, eine besonders kräftige, aufrechte Salbeiart, die man auch in vielen Gärten sieht, hellt unsere Stimmung auf und regt unsere Kreativität an. Es ist ein sehr aufbauendes, wärmendes und von Ängsten befreiendes Kraut, Nahrung für die Seele. Ich benutze diese Essenz gern in der Duftlampe, gemischt mit Orangenöl, denn sie befreit mich von negativen Gedanken und reinigt meine Stimmung. Salbeiessenz sollte nur in geringer Dosierung benutzt werden, da sie in Überdosierung giftig ist. In Räucherungen wirkt Salbei stärkend, reinigend, klärend und stabilisierend. Wie Rosmarin und Thymian läßt er sich leicht in Töpfen oder im Garten selber ziehen.

Thymian – *Thymus vulgaris*

Thymian ist dem Feuerelement zugeordnet, und dies kann jeder spüren, der frischen Thymian zu sich nimmt. Die Pflanze hat es in sich! Im Griechischen heißt *thymian* »Mut«, und diese Pflanze feuert uns wirklich an, wenn wir aufgeben wollen oder uns schwach fühlen. Thymian gehört zu den stärksten Desinfektionsmitteln und kann Staphylokokken innerhalb kürzester Zeit abtöten. Viren und Bakterien machen sich bei Thymian auf und davon, deshalb sollte er in Grippezeiten in die Duftlampe gegeben werden. Zusammen mit anderen ätherischen Ölen wie Teebaum, Pfefferminz, Lavendel, Majoran und Zeder gehört Thymian in meine sichere Mischung gegen Erkältungsviren aller Art. Hervorragend hilft er auch bei Husten. Bei Schilddrüsenüberfunktion und Anlage zur Epilepsie sollte man Thymian nicht anwenden. Ansonsten kenne ich kein besseres Mittel gegen die »Naßkaltes-Wetter-Erkältungs-Depression«. Er reinigt, klärt und ermutigt und ist auch in Räucherungen das Mittel, um Schwierigkeiten und Probleme mutig anzugehen.

Weihrauch – Boswellia sacra

Weihrauch ist ein Baumharz, das von einem kleinen gedrungenen Baum stammt, der in Ägypten, Südarabien und Somalia wächst. Weihrauch ist das weltweit bekannteste Räuchermittel und wird bis heute in allen katholischen Kirchen benutzt. Sein Duft kann benebeln und regelrecht süchtig machen. Er kann uns auch bei der Visionssuche helfen. Weihrauch ist ein ausgezeichnetes Mittel zum Schutz und zur Reinigung, das schon seit über 5000 Jahren auf der Erde benutzt wird. Weihrauch wirkt erwärmend und besänftigend auf unser Gemüt und kann uns von Ängsten und Sorgen befreien. Auf der körperlichen Ebene ist Weihrauch hautfreundlich und hilft gegen Kurzatmigkeit und Bronchitis. Zweifellos gehört Weihrauch für mich zu den heiligen Pflanzen. Wäre er sonst Jesus zum Geschenk gemacht worden?

Wermut – Artemisia absinthum

Diese Pflanze ist eng mit dem Beifuß verwandt und wirkt klärend auf unseren Geist. Als Gewürz, frisch oder getrocknet, stärkt er den Magen und regt die Verdauung an. In Räuchermischungen sollte Wermut nicht fehlen, der bei uns im Garten und in der Natur ausgezeichnet gedeiht. Mit Lorbeer, Rosmarin und Beifuß ergibt Wermut eine gute Räuchermischung, die uns hilft, wenn wir vor schwierigen Entscheidungen stehen.

Ysop – Hyssopus officinalis

Ich liebe den blaublühenden Ysop in meinem Garten neben den Rosen. Es ist das heilige Kraut der Hebräer und eine wunderschöne, aufrechte Pflanze, die in der Bibel elfmal erwähnt wird. »Entsündige mich mit Ysop, daß ich rein werde; wasche mich, damit ich weiß werde wie Schnee«, heißt es im 51. Psalm, Vers 9. Das ätherische Öl des Ysop riecht merkwürdig süß, warm und sehr würzig. Der Duft unterstützt Sammlung und Meditation. Ysop wirkt befreiend auf die Atemwege und löst Schleim. Ich verwende ihn deshalb auch in Hustenmischungen. Ysop stärkt das Herz und gleicht zu hohen Blutdruck aus. Er fördert die Menstruation und sollte daher nicht in der Schwangerschaft angewandt werden. In Räuchermischungen läßt sich Ysop gut mit Zypresse, Weihrauch und Zeder verwenden. Er ist sehr wirksam beim Reinigen von Räumen, Gegenständen und Gärten und kann uns helfen, in Kontakt mit der geistigen Welt zu treten.

Wenn die Brunnen vergiftet sind oder: Brüderchen und Schwesterchen – ein Märchen über Entgiftung und Reinigung

In dem bekannten Märchen, das u. a. in Grimms Märchen und in vielen anderen Märchensammlungen enthalten ist, zeigen uns die ersten Sätze das Problem oder die Krankheit an.

»Brüderchen nahm sein Schwesterchen an der Hand und sprach: ›Seit die Mutter tot ist, haben wir keine gute Stunde mehr. Die Stiefmutter schlägt uns alle Tage, und wenn wir zu ihr kommen, stößt sie uns mit den Füßen fort. Die harten Brotkrusten, die übrigbleiben, sind unsere Speise ….‹«

Die Mutter ist tot. Unsere Mutter Erde ist tot. Wo einst Lebendigkeit war, ist jetzt Betonwüste. Wo einst Wasser floß, sind jetzt Kanaldeckel. Die Stiefmutter, die alle Tage schlägt, ist die steife Mutter, der Materialismus, dessen Symbol der abgeholzte Baumstumpf ist. Seine Schläge sind Arbeitshetze und nie endende Konsumwünsche, seelische Armut und das Abschneiden von unseren Wurzeln, der Herkunft aus der Natur. Wir sägen uns selbst den Ast ab, auf dem wir sitzen, heißt es in einem Sinnbild. Unsere Speisen sind zwar vielfältig, aber dennoch in der Regel so tot wie jene Brotkrusten: voll künstlicher Zusätze wie Stabilisatoren, Emulgatoren, Farb- und Konservierungsstoffe, die uns lecker erscheinen lassen, was uns sterbenskrank machen kann. Brüderchen, der männliche Teil in uns, hält das nicht mehr aus: »Komm, wir wollen miteinander in die weite Welt gehen.«

In der Natur werden sie aufgenommen, ein hohler Baum ist ihr erster Rastplatz. Aber als die Sonne sie weckt, bekommt Brüderchen Durst – und nun schlägt die Stiefmutter erneut zu: Sie vergiftet die Brunnen. Wer daraus trinkt, wird zum Tier – oder verstrahlt oder vergiftet, oder er bekommt Rinderwahnsinn. Gibt es ein treffenderes Bild für unsere heutige Zeit als das des vergifteten Brunnens? Auf der Suche nach Sinn, nach Labsal für unsere verwundeten Seelen und nach Antworten auf die uns quälenden Fragen wollen wir die Klarheit des Wassers und finden nur vergiftete Quellen. Auf der Suche werden wir süchtig; wenn wir trinken, werden wir verzaubert, verwandelt in ein Tier.

Brüderchen kann das Schicksal nicht aufhalten: Er wird zum Rehlein – und hier nimmt das Märchen einen anderen Verlauf. Das Schwesterchen muß wohl oder übel die Führung übernehmen und ihr Reh an ihr goldenes Strumpfband binden. Der weibliche Teil tritt in Aktion und führt uns in die Wildnis, wo ein kleines Haus steht.

Sobald der König auftaucht, muß Schwesterchen das Rehlein hinauslassen, es darf seine Lebenslust nicht unterdrücken und fesseln, es muß loslassen. So ermöglicht es die Erlösung: Der König findet Schwesterchen im Waldhaus und nimmt beide mit auf sein Schloß.

Hier könnte das Märchen zu Ende sein – aber da ist noch immer der Materialismus in Form der Stiefmutter, der Neid und Mißgunst heraufbeschwört. Die einäugige Tochter, »häßlich wie die Nacht« und offensichtlich auf einem Auge blind, tritt auf den Plan. Damit wird die dunkle Seite in uns lebendig, verlangt ihre gebührende Anerkennung: »Eine Königin zu werden, das Glück hätte mir gebührt.«

In unserer Einäugigkeit, unterstützt vom Materialismus, töten wir das Schwesterchen in uns ab, verdampfen es regelrecht mit Feuer und Wasser und geben der Dunkelheit, dem Bösen, die Macht. Die Unreinheit selbst liegt jetzt im Bett – in täuschend schöner Gestalt – ganz wie genmanipuliertes Obst, nur das fehlende Auge kann nicht ersetzt werden. Es fehlt! Für diese Zeit hat der Materialismus gesiegt und selbst der so gutherzige König läßt sich täuschen. Ist dies vielleicht die Stelle, wo wir heute im Märchen stehen? Alles vorbei?

Aber noch einmal wendet sich das Blatt. Die Hilfe kommt aus

der geistigen Welt, von jenseits. Als Geist nährt die Mutter ihren Sohn in der Nacht. Aber die Kinderfrau ist wachsam. Diese einfache Frau weiß, was sie zu tun hat und erkennt, um was es geht. Sie informiert den König, und als dieser in der dritten Nacht die Erkenntnis hat, daß der Geist niemand anders als seine liebe Frau ist, kehrt sie ins Leben zurück.

Die Erlösung kann sich jedoch erst einstellen, wenn das Dunkle, Einäugige den wilden Tieren zum Fraß vorgeworfen wird. Das Tier in uns muß genährt werden. In Form der Stiefmutter, die »ins Feuer gelegt« wird, kann sich das Böse transformieren und seine menschliche, ursprüngliche Gestalt zurückerhalten. Wir können in diesem Märchen sieben Schritte zur Erlösung und damit Reinigung erkennen:

1. Die Lage erkennen.
   Wir müssen sehen, was ist, ohne Beschönigung. Trauer und Schmerz werden in dieser Phase ausgedrückt.
2. Sich auf den Weg machen.
   Wir müssen den ersten Schritt wagen. Ohne ihn gibt es keine Erlösung.
3. Die Verwandlung annehmen.
   Wir müssen zu unseren tierischen, uns fremden Teilen stehen, sie annehmen wie Geschwister und sie mit uns führen.
4. Die dunkle Seite anerkennen und ihr einen Platz geben.
   Das Böse gehört zu unserem Leben, wir können es nicht aus der Welt schaffen.
5. Hilfe aus der geistigen Welt annehmen.
   Sie wird uns gegeben, wenn wir sie nur erkennen. Das Göttliche hilft dem, der es erkennt.
6. Unser inneres Tier füttern, die Einäugigkeit vernichten.

Gut und Böse gehören zusammen, der Mensch ist auf das Tier angewiesen. Erkennen wir, daß alles zusammengehört, Teil eines großen Ganzen ist!

7. Den Materialismus verbrennen.
   Die wandelnde Kraft des Feuers kann unsere Habgier in Erkenntnis und Liebe verwandeln. Und dann sind wir wirklich erlöst.

Die Schwitzhütte – ein ganzheitliches Reinigungsritual

Als eines der wenigen ganzheitlichen Reinigungsrituale ist die Schwitzhütte bis heute aus uralten Zeiten überliefert und lebendige Tradition. Sie stammt von Indianern und wird noch in unserer Zeit von verschiedenen Indianervölkern vom hohen Norden Kanadas bis zu den tropischen Regionen Mexikos praktiziert. Auch in Europa sind Schwitzhüttenrituale wiederentdeckt. Alle Krankheiten und Verunreinigungen, ob körperlicher, geistiger oder seelischer Art, werden vom indianischen Verständnis her als Unordnung oder Disharmonie verstanden, die in Ordnung und Harmonie zurückverwandelt werden muß, wenn Reinigung oder Genesung eintreten soll.

Daher wird jeder »Verunreinigte« bzw. jeder Mensch, der an diesem Ritual teilnehmen will (denn wir alle sind Sünder und Schuldige, genauso wie wir Götter sind), mit heiligem Rauch, bestehend aus verschiedenen Kräutern wie Wüstensalbei, Wacholder, Rosmarin u. a. »abgeräuchert«, das heißt, von Rauch umweht. Dies soll magische Einflüsse abschirmen und bösen Zauber bannen. Tatsächlich hat Rauch bekanntlich keimtötende Wirkung. Oft wird der Rauch mit einer Federschwinge auf den Menschen gewedelt, die den Kontakt zu den himmlischen Kräften, der geistigen Welt, symbolisiert.

Die Schwitzhütte selber ist eine kuppelförmige, kreisrunde Konstruktion aus Weidenruten oder anderen biegbaren Zweigen, die den Bauch der Mutter Erde darstellen soll. In festgelegtem Abstand vor ihrem Eingang brennt ein Feuer, mit dem die Steine erhitzt werden, die später das Schwitzen ermöglichen. Die Schwitzhütte wird mit Tierhäuten oder Decken so abgedunkelt, daß es darin, wenn die Eingangstür geschlossen wird, vollständig dunkel ist. So verbindet man sich mit der Dunkelheit, trennt sich ab vom normalen Leben.

In die Schwitzhütte begibt man sich kriechend und nackt, so wie man auf diese Erde gekommen ist. In der Mitte der Hütte befindet sich eine Mulde, die das Zentrum des Kosmos symbolisieren soll. Hier hinein werden die am Feuer erhitzten Steine in einer bestimmten Anzahl gelegt, nach jeder Runde kommen weitere Steine hinzu, die jeweils mit Wasser übergossen werden. So kommen die Menschen ins Schwitzen und geben damit einen Teil ihres Wassers der Erde zurück und reinigen gleichzeitig ihren Körper innerlich wie äußerlich. Nach einer Begrüßungsrunde wird gebetet und gesungen, was die Teilnehmer nicht nur an die Grenzen der körperlichen Kräfte, sondern auch näher zur geistigen Welt oder dem großen Geist bringt. Indem wir uns mit ihm verbinden, werden wir neu geboren.

Rolling Thunder beschreibt die Wirkung dieses Rituals, das uns einmal mehr die reinigende Wirkung von Wasser und Feuer vor Augen führt, so:

»Als sich das Wasser auf den Steinen zusammenzog, hörte man ein explosives Zischen, und dann umhüllte eine Welle starker Hitze unsere nackten Körper. Abwechselnd fügte jeder von uns Wasser hinzu, und die Hitze verstärkte sich, bis wir das Gefühl hatten, unsere Haut stünde in Brand. Mit jedem Atemzug schien sich dieses Feuer bis in unsere Lungen auszubreiten. Wir sahen ein, daß wir die Hitze nicht bekämpfen konnten, sondern mußten die Hitze annehmen und uns ihr überlassen. Sobald wir uns mit der Hitze angefreundet hatten, durchströmte uns ein friedliches Gefühl des Einsseins. Diese Einheit erstreckte sich auf die Hitze, die Gruppe und die Natur selbst. Wir stimmten kultische Gesänge an, beteten und sangen, während uns der Schweiß in Strömen am Körper herunterlief, und reinigten uns damit von jeglichen Ängsten, Sorgen und Belangen …« (zit. n. Frohn u. a., S. 41).

Die Heilbilder der Navajos

Weniger bekannt als die Schwitzhütte sind die Heilbilder der Navajos. Dies sind etwa tausend verschiedene Sandbilder, die aus Maismehl, zerriebenen Blütenblättern, zermahlener Holzkohle und feinkörnigem Sand hergestellt werden. Manche Sandbilder haben die Größe eines Stuhlkissens, andere sind bis zu vier Meter lang und zwei Meter breit. Für die Ausarbeitung eines Sandbilds zieht sich der Medizinmann einige Tage in die Zeremonienhütte zurück. Indem er die verschiedenfarbigen Pulver durch seine Hände rieseln läßt, entsteht auf dem Boden das Bild. Dies alles geschieht ohne jede Vorlage oder Skizze. Nach der Mythologie der Navajos wurden die Sandbilder vor langer Zeit in einer Zeremonie im Himmel festgelegt und auf Baumwollstoff gemalt. Weil die Urmuster jedoch zu heilig waren, durften sie den Menschen nicht übergeben werden. Medizinmänner müssen daher die Motive auswendig lernen und für jede Heilung neu in den Sand malen.

Die Darstellungen kreisen um die in den Chants, den traditionellen Gesängen, besungenen Mythen. Sie zeigen in symbolischer Form heilige Berge, Pflanzen, Wolken und Schlangen, die den Mond und die Sonne hüten. Der Patient wird mit dem Medizinmann in das Sandbild gesetzt. Der Medizinmann bittet um den Beistand mächtiger Geister und führt verschiedene symbolische Handlungen aus, die mehrere Tage dauern können. Es folgen Schwitz- und Brechzeremonien, die der konkreten und symbolischen Reinigung des Körpers dienen. Zum Abschluß kommt der Kranke noch in ein Bad, in dem er vom Medizinmann mit Seifenkrautlauge abgewaschen, mit Maismehl abgetrocknet und mit Blütenpollen bestreut wird. Während des ganzen Rituals singt der Medizinmann, ähnlich wie in der Schwitzhütte, die bereits genannten Chants, die genau ausgesucht und fehlerfrei vorgetragen werden müssen. Nach Beendigung der Zeremonie verläßt der Kranke gereinigt und geheilt die Zeremonienhütte. Der Sand und mit ihm alle Krankheit werden in alle vier Winde zerstreut.

Donald Sandner, der Präsident des C.-G.-Jung-Instituts in San Francisco, erklärt diese Methode als eine Zeremonie, bei der sich der Patient symbolisch mit den Kräften identifiziert, die die Welt geschaffen haben. Indem er sich mit diesen Kräften verbindet, in sie eintaucht, erschafft er sich Gesundheit und Ganzheit neu.

Katharsis oder der Begriff der Reinigung in der Psychotherapie

In der griechischen Tragödie, dem Trauerspiel, das die früheste Gattung des Dramas ist, erzielt die Seele ihre Reinigung durch *phobos,* den Schauder vor dem unentrinnbaren Schicksal, und *eleos,* den Jammer oder das Klagelied. Aristoteles, der im 5. Jahrhundert v. Chr. lebte, hat den Begriff *katharsis,* Reinigung, eingeführt, und es war Lessing, der ihn ins Deutsche übernahm. Aristoteles' Anliegen war, den Zuschauer durch die Angst vor dem unentrinnbaren Schicksal hindurchzuführen und mit ihm ein Klagelied anzustimmen, um damit die Seele zu reinigen.

Indem Menschen die dunkle Seite des Lebens annehmen und erkennen, daß dieses Schicksal einen Sinn hat, erfahren sie die Beständigkeit der göttlichen Ordnung im Kosmos und sind in der Lage, intensiver und bewußter zu leben. Vereinfacht ausgedrückt heißt das: Nehmt euer Schicksal an, stellt euch dem Leid und den Schwierigkeiten, singt eure Klagelieder – aber erkennt auch die dahinterliegende höhere Weisheit – dann seid ihr gereinigt.

So unterschiedlich sich die psychotherapeutischen Schulen heute auch geben mögen, in diesem Punkt stimmen fast alle mit Aristoteles überein. Siegmund Freuds (1856–1939) These, »aus Es soll Ich werden«, bedeutet, daß Unbewußtes bewußt gemacht werden soll. Hierzu zählen auch verborgene Gefühle wie Wut, Ärger, Trauer und Scham, die oft in der frühen Kindheit entstanden sind. Einmal erkannt, kann der Mensch sie auch loslassen – was in der Psychoanalyse allerdings ein jahrelanger Prozeß ist. Katharsis bedeutet in der Psychoanalyse Reinigung im Sinne von Ablassen von Gefühlen.

Freuds Lehrer und Förderer, der Nervenarzt Josef Breuer (1842–1925), entwickelte ein Verfahren, das er das »kathartische Vorgehen« nannte. Er versetzte seine Patienten in Trance und ließ sie, auf ihren eigenen Wunsch, in diesem Zustand alles sagen, was ihnen gerade durch den Kopf ging, um sich zu erleichtern. Jahre später griff Freud diese Behandlungsmethode auf und veröffentlichte sie. Freud und Breuer nahmen an, daß die Inhalte dessen, was Patienten in der Katharsis sagen, mit ihrer Krankheit und unbewußten Vorgängen in Verbindung stehen. Sie verstanden Katharsis als Ableitung und damit Befreiung von festgehaltenen Gefühlen, die einen Energiestau erzeugen. Diese Sichtweise hat bis heute nichts an Aktualität eingebüßt. Jeder weiß, wie wohl es tun kann, sich einmal richtig auszuweinen, mit jemandem richtig zornig zu werden oder auch total albern zu sein. »Ein Gewitter reinigt die Luft«, heißt es im Volksmund richtig. Es gibt allerdings auch Probleme oder Verstrickungen, wo Gewitter nichts bewirken und herausgelassene Gefühle hinterher nur Leere entstehen lassen. In solchem Fall ist eine therapeutische Begleitung sinnvoll.

In der Gestalt- und Gesprächspsychotherapie wird der Klient ermuntert, seine Gefühle auszusprechen. Während der Gesprächspsychotherapeut den Leidenden durch seine Gefühle hindurch begleitet und unterstützt, konfrontiert der Gestalttherapeut ihn oft mit denselben und ermuntert den Klienten, diese offen und direkt auszudrücken. Indem sich zum Beispiel die Frau den Mann, der ihr Gewalt angetan hat, in der Therapie vorstellt und anschreit oder ihn in einem inszenierten Drama ersticht, befreit sie sich nach und nach von Wut, Angst und Scham. Auch hierdurch kann die Seele gereinigt werden.

Im Neurolinguistischen Programmieren, kurz NLP genannt, das verschiedene erfolgreiche Therapiemethoden integriert, gibt es eine Fülle von Anleitungen, Geist und Seele zu reinigen, auch, wenn dies anders genannt wird. Bei dieser Art Reinigung wird immer mit der Vorstellungskraft unseres menschlichen Gehirns gearbeitet. Einige dieser Verfahren werde ich in den folgenden Kapiteln beschreiben.

Wenn unsere eigenen Phantasien in der Lage sind, uns in Panik zu versetzen, muß auch das Umgekehrte möglich sein: Durch unsere eigene Vorstellungskraft können wir uns beruhigen, unser Vertrauen stärken und uns reinigen von allem, was wir loswerden wollen.

Menschen, die sich »unrein« oder schmutzig fühlen, brauchen oft die Hilfe eines erfahrenen Therapeuten, um heilsame Vorstellungen zu entwickeln oder sich von angestauten Gefühlen zu befreien. Jeder Mensch hat heute die Möglichkeit, sich psychotherapeutisch beraten zu lassen. In vielen Fällen wird dies sogar von der Krankenkasse bezahlt. Wichtiger als die »therapeutische Schulbildung« scheint mir die Persönlichkeit des jeweiligen Therapeuten zu sein. Deshalb sollten Sie sich schon beim Erstgespräch gut aufgehoben fühlen. Ist dies nicht der Fall, lohnt es sich, nach Alternativen zu suchen. Die beste Form ist eine persönliche Empfehlung von jemandem, der in ähnlicher Lage war wie Sie.

3   Reinigung des Geistes

In diesem Abschnitt möchte ich Wege aufzeigen oder Übungen vorstellen, die helfen können, den eigenen Geist von dem zu reinigen, was man loswerden möchte. Jeder kann dies ohne Vorbildung tun. Wenn sich herausstellt, daß Ihnen die Übungen nicht helfen, Sie unfähig sind, sie durchzuführen oder die quälenden Gedanken sich verstärken, kann es sinnvoll sein, sich therapeutische Hilfe zu holen. Niemand muß sich heute mehr mit Dingen herumquälen, die eigentlich der Vergangenheit angehören sollten oder die man loswerden möchte. Es gibt immer einen Weg! Meistens sogar mehrere. Nur: Gehen muß ihn jeder selbst.

Quälende Gedanken und Sorgen loswerden

Jeder kennt das: Man liegt im Bett, und die Gedanken drehen sich im Kreis, immer wieder um dasselbe Thema. Wir können nicht schlafen und wälzen uns von einer Seite auf die andere. Und manchmal finden wir selbst nach dem Aufwachen keine Erleichterung. Was kann man tun?
Zunächst muß gesagt werden, daß jeder Mensch eine einzigartige Persönlichkeit ist. Es gibt deshalb kein Patentrezept, das immer hilft. Es gibt jedoch eine Menge Möglichkeiten, die jeder ausprobieren kann. Genauso wie jeder Mensch einen ganz eigenen Geschmack hat, gibt es dennoch eine Reihe von Spei-

sen, die vielen schmecken. Aber kein Mensch auf dieser Welt könnte mich dazu bringen, Sülze zu essen!

Wenn Sie sich die folgenden Vorschläge durchlesen, werden Sie selbst ein Gefühl dafür haben, was Ihnen zusagt und was nicht. Wenn Sie irgendeine Übung ganz extrem ablehnen oder Ihnen bei einer Übung klar wird, daß Sie diese überhaupt nicht mögen, kann das ein wichtiger Hinweis sein. So eine starke Abneigung kann zeigen, wo Sie sich berechtigterweise schützen müssen. Jeder Mensch macht im Leben schmerzliche Erfahrungen. Und jede schmerzliche Erfahrung signalisiert unserer Seele: Das will ich nicht noch einmal erleben! Deshalb achten wir unbewußt darauf, ähnliche oder uns ähnlich erscheinende Situationen zu vermeiden, und das ist auch gut so. Andererseits schränken wir uns dadurch auch ein.

Eine Frau wurde als kleines Kind von einem Hund gebissen. Natürlich hatte sie jetzt große Angst vor Hunden. Weil Hunde auf der Straße herumlaufen, weigerte sie sich eines Tages, aus dem Haus zu gehen. Überall befürchtete sie Hunde, und tatsächlich kann man ja auch überall einem Hund begegnen. Nur in ihrem Haus fühlte sie sich einigermaßen geschützt.

Das Verhalten der Frau ist also durchaus sinnvoll. Es hilft ihr aber nicht wirklich, denn sie wird weder ihre Angst los, noch kann sie ein normales Leben führen. Wenn sie sich wirklich schützen will, muß sie lernen, der Gefahr ins Auge zu sehen, das heißt, mit Hunden umzugehen, gefährliche von harmlosen zu unterscheiden etc. Dabei braucht sie jedoch Hilfe. In ihr ist die Angst des kleinen Mädchens gespeichert, das nicht weiß, daß nicht alle Hunde beißen, ja, daß die Mehrzahl der Hunde freundlich ist. Auch wenn ihr Verstand ihr sagt: Die meisten Hunde beißen nicht, glaubt das kleine Mädchen in ihr dies keineswegs. Erst wenn sie mit dem kleinen Mädchen in sich und mit den ursprünglichen schrecklichen Angstgefühlen wieder Kontakt aufnimmt, kann sie lernen, sich zu trösten und zu beruhigen. Sie kann dann Wege finden, etwas Neues über Hunde zu lernen und ihr Verhalten zu ändern. Wichtig dabei sind der geschützte Raum und die Hilfe von außen.

Wenn ich mich als erwachsene Frau ganz sicher fühle, kann ich mir den Schmerz meiner Kindheit noch einmal anschauen. Ohne diese Sicherheit habe ich das Gefühl, ich könnte in ein Loch fallen und nie wieder herausfinden. Gute Freunde oder Therapeuten können einem diese Sicherheit geben. Ohne diese Hilfe sind die Schutzmaßnahmen, auch wenn sie unpassend erscheinen, durchaus sinnvoll.

Dieses Beispiel zeigt, wie hilfreich »unnormale« Verhaltensweisen oder Ängste sein können. Sie geben uns immer Hinweise, die wir beachten sollten. Ohne diese Botschaften der Seele, sosehr sie uns auch einschränken, würden wir nie an den Ursprung unseres Leids kommen und könnten es nie heilen.

Nehmen Sie also Ihre Skurrilitäten, Ihre Ängste, Ihr Verhalten und Ihre Träume ernst. Es sind Botschaften an Ihren bewußten Geist, genauer hinzugucken, sich einem Problem zu stellen und mit der Reinigung zu beginnen. Die folgenden Übungen sind die umweltfreundlichen Waschmittel, mit denen Sie Ihre geistige Wäsche waschen können. Und bei allem Ernst: Das kann sogar Spaß machen.

Zehn Vorschläge

1. Unerledigtes erledigen

Oft quält uns nachts Unerledigtes. Eine sehr einfache Methode ist, aufzustehen und diese unerledigten Dinge zu erledigen oder sie zu notieren. Ich habe die Erfahrung gemacht, daß es guttut, sofort daranzugehen. Meistens genügt eine Liste, die ich mir anfertige, mich wieder einschlafen zu lassen. Etwas brutaler geht Milton Erickson, ein bekannter amerikanischer Therapeut, vor: Er empfiehlt seinen Patienten, in diesen Fällen Dinge zu tun, die sie wirklich hassen, wie z. B. Fußboden schrubben oder Wäsche bügeln. Auch Steuererklärungen können geeignet sein.

2. Das Stoppschild

Diese Übung aus dem NLP kann uns helfen, wenn sich bereits erledigte Dinge in Form von Zweifeln oder Gedanken immer wieder melden: Man stelle sich ein großes farbiges Stopp-schild vor. Immer wenn so ein unliebsamer Gedanke auf-taucht, visualisiert man dieses Schild, groß und farbig.

3. Wiederkehrende Gedanken

Solche Gedanken können auch Hinweise sein. In diesem Fall empfiehlt es sich, direkt mit diesem Gedanken Kontakt aufzu-nehmen. Das mag sich komisch anhören, wirkt aber meistens gut. Sagen Sie z. B. zu diesem Gedanken: »Warum sagst du mir das jetzt?« oder »Was willst du mir damit sagen?« oder »Warum ist das jetzt so wichtig?« Lauschen Sie dann in sich hinein. Sehr oft bekommen Sie eine Antwort. Diese kann auch in ein Bild, in einen unverständlichen Satz oder einen anderen

Gedanken gekleidet sein. Es ist einen Versuch wert! Sollte die Antwort für Sie unverständlich sein, notieren Sie sie, und kommen Sie später darauf zurück. Beschäftigen Sie sich in den folgenden Tagen mit dieser unverständlichen Antwort, reden Sie mit einer vertrauten Person darüber, oder fragen Sie Ihren Therapeuten. In vielen Fällen verstehen wir die Antwort nach einiger Zeit selbst.

4. Die Bitte um ein Symbol

Bitten Sie Ihren unbewußten Geist um ein Symbol, das mit den kreisenden Gedanken zu tun hat. Lassen Sie sich überraschen, was Ihnen spontan einfällt. Vielleicht können Sie im ersten Augenblick gar nichts mit diesem Symbol anfangen. Je länger Sie sich aber im Geiste damit beschäftigen oder mit anderen vertrauten Menschen darüber reden, desto deutlicher werden möglicherweise die Hinweise, die Sie erhalten. Ich selber erhielt bei dieser Übung einmal das Symbol des leeren Tellers. Ich war zunächst völlig entsetzt. Es hieß für mich: Ich bin ausgebrannt, leer, ich habe nichts zu bieten. Zunächst fing ich an zu weinen und bemitleidete mich selbst. Während der nächsten Tage beschäftigte ich mich weiter mit diesem Symbol, und auf einmal wurde mir schlagartig klar: Ein leerer Teller ist dazu da, um gefüllt zu werden! Ich wurde richtig glücklich und hatte viele Einfälle, mit was ich diesen Teller füllen konnte. Das Symbol hat mich weitergebracht.

5. Lavendel, Ysop, Wacholder oder Rosmarin

Wie ich im vorigen Kapitel schon ausführte, haben diese Pflanzen klärende Wirkung. Wenn sich nachts bandwurmartige Gedankenketten in meinem Gehirn winden, nehme ich oft

Lavendel zu Hilfe. Ich gebe einen Tropfen auf mein Kopfkissen oder, in besonders schlimmen Fällen, in meine Ohren. Ich wähle hierzu das ätherische Lavendelöl und zwar von bester Qualität, nämlich Lavendel extra. Dieses Öl wird in über 1800 Metern Höhe in Frankreich mit der Hand geerntet und stammt von wildem, nicht von Menschen angebautem Lavendel. Wen die quälenden Gedanken auch tagsüber nicht loslassen, dem sei empfohlen, sofern möglich, die Pflanzen direkt aufzusuchen. (Dies kann natürlich auch nachts geschehen.) In so einem Fall setze ich mich neben die Pflanze, bringe mich in einen entspannten Zustand und bitte sie um Hilfe. Interessanterweise erhalte ich jedesmal irgendeinen Hinweis oder eine Idee. Wer keine lebenden Pflanzen zur Verfügung hat, kann es mit dem ätherischen Öl versuchen. Sie können dieses Öl dann in die Duftlampe geben und die Pflanze oder den Duft bitten, Ihnen zu helfen. Jetzt brauchen Sie nur noch Geduld und Offenheit für die Antwort, die kommt.

6. Helfende Gespräche und Briefe

Manchmal betreffen Sorgen und Gedanken konkrete Personen. Es kann z. B. sein, daß wir uns über etwas ärgern oder sorgen, was eine Person, z. B. unsere Mutter oder Tochter, zu uns gesagt hat. In so einem Fall ist es immer hilfreich, sich so schnell wie möglich und direkt mit dieser Person in Verbindung zu setzen. Wir können sie um ein Gespräch bitten, sie anrufen oder einen Brief schreiben. Es kann allerdings sein, daß diese Person gar nicht mehr lebt, wir aber dennoch Wut auf sie haben oder ihr etwas sagen wollen. Auch dann ist ein Brief durchaus sinnvoll. Natürlich können wir diesen Brief nicht wirklich abschicken, aber wir können ihn schreiben und dadurch unsere Gefühle reinigen. Schreiben Sie den Brief aber wirklich und drücken Sie sich nicht darum herum! Denn sonst fällt er unter »Unerledigtes«, und Sie müssen nach Punkt 1 verfahren.

7. Rituale zur Reinigung des Geistes

Kleine Rituale helfen uns, auch im Alltag unseren Geist zu reinigen. Wenn wir z. B. nach der Arbeit die Kleidung wechseln und einen Tee trinken, kann das bedeuten: Die Arbeit liegt jetzt hinter mir, ich darf mich jetzt ausruhen. Ähnlich hilfreich könnten ein schönes Bad, eine bestimmte Musik oder das Spielen mit unseren Kindern sein. Bestimmte Düfte, die Sie lieben, Musik, die Ihnen gefällt, Speisen, die Ihnen guttun, eine Kerze, ein Blumenstrauß, eine geliebte Tätigkeit – all das kann Ihnen helfen, Ihrem Geist zu signalisieren: Jetzt ist Feierabend, jetzt darf ich mir Ruhe gönnen. Wenn wir uns geärgert haben oder Gedanken loswerden wollen, kann es nützlich sein, der Person, über die wir uns geärgert haben, einen Brief zu schreiben und diesen dann zu verbrennen, in kleine Stücke zu zerreißen oder zu vergraben. Gedanken, die wir loswerden wollen, können wir noch einmal aufschreiben, um sie dann ebenfalls der Erde zu übergeben, dem Papierkorb oder dem Feuer. Wer wie ich das Glück hat, in Meeresnähe oder an einem Fluß oder Bach zu wohnen, kann die Gedanken auch den Fluten übergeben. Uralt ist die Sitte, Krankheiten Bäumen zu übertragen. Wir können dies auch mit Gedanken tun, die wir aufgeschrieben haben und in den Baum hängen oder am Fuße vergraben, ohne die Wurzeln zu beschädigen. Bäume sind unglaublich geduldig und übrigens auch bereit, uns zuzuhören, genau wie das Wasser oder ein Stein.

Wenn Sie ein Ritual ausführen, um sich von etwas zu befreien, was Sie loswerden wollen, ist es ratsam, dies ein wenig zu planen und vorzubereiten. Das Ritual muß für Sie passen, ja, es sollte Sie begeistern. Wählen Sie den Zeitpunkt, die Atmosphäre, den Duft, die Umgebung, das Zubehör sorgfältig aus. Es lohnt sich! Hier einige Anregungen:

Welcher Duft erscheint Ihnen passend?

Welche Musik wollen Sie wählen? Wollen Sie möglicherweise etwas singen?

Welche Tages- oder Jahreszeit wäre günstig?

Wollen Sie den Mond- oder Sonnenstand beachten?

Wäre es gut, ein Feuer, eine Kerze oder Räucherstäbchen zu entzünden?

Wenn ja, wo wäre der geeignete Ort?

Soll das Ganze in der Natur oder wo sonst stattfinden?

Gibt es einen Vers oder ein Gedicht, das Sie gern aufsagen oder vorlesen würden?

Möchten Sie vielleicht ein Bild malen?

Wäre es hilfreich, ein Symbol zu suchen, das zu dem Thema paßt?

Möchten Sie etwas begraben oder etwas einpflanzen?

Möchten Sie sich ein passendes Geschenk machen?

Benötigen Sie Gegenstände aus der Natur oder gekaufte, mit denen Sie hantieren oder sich schmücken?

Gibt es symbolische Handlungen, die Sie ausführen können, wie z. B. einen Knoten zu lösen oder einen Luftballon fliegen zu lassen?

Möchten Sie bestimmte Speisen oder Getränke besorgen?

Gibt es Menschen, die Sie gern dazu einladen würden?

Ein Ritual ist ein Fest für Sie selbst. Es soll Ihre Sinne, Ihr Herz und Ihren Geist ansprechen und Ihnen ein unvergeßliches Zeichen setzen.

8. Tönen

Wenn Sie sich bequem und gerade ohne Anstrengung hinstellen, Ihre Füße fest in der Erde verankern, Ihre Arme locker am Körper hängen lassen und Ihr Atem ruhig und gleichmäßig fließt, können Sie in sich hineinspüren und auf einen Ton lauschen, den Sie in Ihrem Inneren vernehmen. Lassen Sie diesen Ton dann beim nächsten Ausatmen aus sich herausströmen. Spüren Sie dem Ton nach. Meldet sich ein weiterer Ton? Sie können die Töne in Vokale kleiden und spüren, wie sich in Ihrem Körper ein IIIIhhh von einem OOOOhhh oder AAAAhhhh unterscheidet. Spüren Sie den Klang aller Vokale in Ihrem Körper, aber lassen Sie auch Seufzer oder Klagen aus sich heraus, wenn diese in Ihnen auftauchen.
Tönen reinigt und heilt. Es ist eine wunderbare und einfache Methode, sich von Überflüssigem zu befreien.

9. In Liebe einhüllen

Wenn Sie sich Sorgen um Menschen machen, die Sie lieben, können Sie diese in Ihre Liebe einhüllen. Stellen Sie sich den betreffenden Menschen vor, und hüllen Sie ihn in ein Licht von der Farbe Ihrer Wahl. Wenn Sie jemanden bedingungslos lieben, können Sie ihn auf diese Weise schützen. Was jedoch niemand kann und darf, ist Schicksal verhindern. Wir können viel für Menschen tun, müssen uns aber auch Demut bewahren: Es liegt nicht alles in unserer Hand, und hinter jedem Leid liegt ein verborgener Sinn.

10. Beten

Gebete gehören für mich zu der einfachsten und schönsten Form der Reinigung. Ich darf um alles und für alle beten, und ich habe Vertrauen in höhere Mächte und in eine größere Weisheit als die, die mir selbst bewußt ist. Gebete können helfen und heilen.

Hinweise zur Gesprächsführung

Ich erwähnte in diesem Kapitel, daß Gespräche mit den Menschen, die uns zu Ärger oder Sorgen veranlassen, uns helfen können, quälende Gedanken loszulassen. Aber viele Menschen sagen mir, daß solche Gespräche keinen Zweck haben und ihre Gesprächspartner entweder gar nicht oder unangenehm reagieren. Es mag sein, daß es hin und wieder Menschen gibt, mit denen sich Gespräche nicht lohnen. Meine Beobachtung ist jedoch auch, daß die wenigsten Menschen gelernt haben, Gespräche sinnvoll zu führen. Deshalb möchte ich hier einige Hinweise dazu geben:

1. Reden Sie in Gesprächen von sich selbst und in der Ich-Form. Klagen Sie den Partner nicht an, und machen Sie ihm keine Vorwürfe! Wer Vorwürfe macht, wird immer auf taube Ohren stoßen.

2. Sprechen Sie über Ihre Gefühle und Empfindungen. Verbergen oder verstecken Sie nichts. Es ist wichtig, daß der andere von Ihnen erfährt. Reden Sie so, als würden Sie ein Selbstporträt von sich zeichnen.

3. Bleiben Sie im Hier und Jetzt. Lassen Sie die Sachen von

gestern und vorgestern da, wo sie hingehören: in der Vergangenheit.

4. Benutzen Sie keine Verallgemeinerungen wie »nie«, »immer«, »keiner«, »alle« etc. Verallgemeinerungen verhindern, daß Sie die löblichen Ausnahmen entdecken.

5. Wenn Sie Ihren Partner kritisieren, indem Sie ihm aufzählen, was Sie stört oder verletzt, trennen Sie bitte immer das Verhalten von der Person. Beachten Sie, daß jeder Mensch als Person liebenswert ist, auch wenn ein konkretes Verhalten Sie gestört oder verletzt haben kann. Sie erreichen mehr und fühlen sich besser, wenn Sie Ihren Gesprächspartner akzeptieren, nicht jedoch bestimmte Verhaltensweisen.

6. Fragen Sie nach, wenn Sie etwas nicht ganz verstanden haben. Es gibt Millionen Möglichkeiten, sich mißzuverstehen, und nur die Nachfrage ermöglicht Klarheit.

7. Bestätigen Sie Ihrem Gegenüber durch Kopfnicken und andere Gesten, daß Sie etwas verstanden haben, und loben Sie ihn, wenn etwas gut erklärt oder ausgedrückt wurde.

8. Wenn Konflikte so gelöst werden sollen, daß befriedigende Ergebnisse erzielt werden, müssen beide Partner gewinnen. Verlierer-Gewinner-Gespräche machen niemand auf die Dauer glücklich.

9. Nicht zu jedem Zeitpunkt sind Gespräche sinnvoll. Warten Sie die Stunde ab, in der Sie sich in guter Verfassung befinden und dies auch von Ihrem Gegenüber annehmen können.

10. Schieben Sie nichts auf die lange Bank. Wenn sich zuviel angesammelt hat, macht »die Wäsche« bzw. das Gespräch weniger Spaß.

Phantasiereisen zur Reinigung des Geistes

Bei Phantasiereisen lenken wir unsere Phantasie in eine vorgegebene Richtung. Innerhalb dieser Vorgaben entwickelt sie dann für uns Bilder und Ideen, die uns helfen, Lösungen zu finden, neue Sichtweisen zu entdecken oder Schritte zu gehen. Die folgenden Phantasiereisen sollen helfen, den Geist zu klären. Lassen Sie sich den Text von einer vertrauten Person langsam vorlesen, oder sprechen Sie ihn für sich selbst auf Kassette. Entwickeln Sie eigene Phantasiereisen für sich selbst. Wegen der direkten und persönlichen Ansprache habe ich für diese Phantasiereisen die Anrede »du« gewählt.

Die Quelle

Gifte begegnen uns überall im Leben. Sie können in der Luft, in der Nahrung oder im Wasser sein, vor allem aber sind sie in unseren Gedanken. Wir entwickeln giftige Gedanken, wenn wir aus Verletzungen heraus Rachegefühle kultivieren, und wir vergiften unseren Körper, wenn wir uns verkrampfen, flach atmen und falsch ernähren. In der folgenden Phantasie haben wir die Möglichkeit, uns von all diesen Giften zu reinigen, indem wir unserem Unterbewußtsein signalisieren, daß wir zur Erneuerung bereit sind:

Mach es dir ganz bequem und schließe, wenn du magst, die Augen … Du kannst früher oder später anfangen, auf deinen Atem zu achten, wie er kommt und geht, ganz von allein …
Du kannst dich daran erinnern, wieviel Erfrischung ein Regenguß bringen kann, der den Staub aus der Luft wäscht, der Blu-

men und Bäume erfrischt und tränkt, der alles Überflüssige hinwegspült und der Erde einen unnachahmlichen Duft verleiht ...

Auch wir selbst sind so geschaffen, daß wir uns immer wieder reinigen können. Täglich erneuern wir die vielen Milliarden Zellen, aus denen sich unser Körper zusammensetzt. Unser Blut reinigt unser Gewebe und unsere Organe. Im Traum reinigen wir unseren Geist und unsere Gefühle von überholten Vorstellungen, Haß und Zorn und schaffen Platz für Liebe, Verständnis und Wachstum.

Und so ist es von Zeit zu Zeit nützlich, wenn du dich an deine Fähigkeiten zur Selbstreinigung erinnerst und sie bewußt unterstützt. Du kannst es dir jetzt noch ein wenig bequemer machen und mit jedem Ausatmen ein bißchen mehr loslassen ...

Und nun kannst du dir eine Quelle vorstellen, irgendwo im Gebirge. Das Wasser quillt aus dem Gestein hervor und wird in einem Bassin aufgefangen. Du hörst das Plätschern des reinen Wassers und staunst über seine Klarheit und sein Glitzern im Sonnenlicht. Du kannst vielleicht schon jetzt den frischen Duft bemerken, der vom Wasser, von den Bäumen und den Kräutern dieser Landschaft ausgeht. Schau dich um an diesem Platz, an dem alles klarer, reiner und wesentlicher ist ...

Du kannst an die Quelle treten und einen Schluck von dem Wasser trinken. Und du kannst seine wohltuende Kraft spüren. Bemerke, wie sein klares, reines Wesen deinen Körper durchströmt, und gib dir selbst die Erlaubnis, dich schon jetzt reiner und frischer zu fühlen ...

Und nun geh selbst in das Becken, und laß das Wasser auf angenehme Weise über dich fließen. Stell dir vor, daß deine Haut durchlässig ist und das Wasser über dich und durch dich hindurchfließen kann …

Stell dir vor, wie es alle giftigen Stoffe aus deinem Körper entfernt, alle Ablagerungen und alle abgestorbenen Teilchen …

Nun kannst du dir auch vorstellen, wie das Wasser durch dein Herz strömt und durch dein Gehirn. Laß es alte seelische Überreste, unangenehme Erinnerungen und quälende Vorstellungen wegspülen, laß es Frustrationen und Enttäuschungen, Ärger, Sorgen und quälende Gedanken aus deinem Körper waschen. Laß all das aus dir herausfließen und weggespült werden und spüre, wie die Reinheit der Quelle deine Reinheit wird, wie die Energie der Quelle zu deiner Energie wird.

Laß dich selbst zur Quelle werden. Und genieße es, diese Quelle zu sein, ohne zu wissen, was dir mehr wohltut: die Beständigkeit und die schöne Form des Felsbeckens oder die Reinheit und Beweglichkeit des fließenden Wassers, aus dem alles Leben kommt …

Und dann werde wieder du selbst und verabschiede dich von dieser Quelle in der Gewißheit, daß du sie immer wieder aufsuchen darfst, wenn dir das nötig erscheint. Komm mit deiner Aufmerksamkeit in deinem eigenen Tempo hierher zurück in den Raum, reck und streck dich, bewege Hände und Füße, und sei wieder hier, erfrischt und wach.

Auf der Zauberwiese

Manchmal wissen wir uns im Leben keinen Rat. Unsere Gedanken kreisen ständig um dasselbe Problem, und wir können es nicht loslassen, geschweige denn eine Lösung finden. Die folgende Phantasiereise kann helfen, zu überraschenden Sichtweisen zu gelangen und unerwartete Lösungen zu entdecken. Führen Sie diese – wie alle anderen Phantasiereisen ruhig öfter aus, und lassen Sie sich von der Fülle Ihres Unbewußten überraschen:

Mach es dir ganz bequem, und wenn du willst, kannst du schon jetzt die Augen schließen … Achte auf deinen Atem, wie er kommt und geht, und laß dich überraschen, wie du mit jedem Ausatmen noch ruhiger und gelassener werden kannst … Gönne den Körperteilen von dir, die sich jetzt noch verkrampft anfühlen, eine Extraportion Atem, und wenn du willst, kannst du diesem Atem eine Farbe geben, die dir gerade jetzt guttut … Nun stell dir vor, daß du auf einer wunderschönen Wiese stehst. Die Sonne scheint, und du schaust dich um und genießt diese Gegend, die dir so gut gefällt. Spüre die Wärme der Sonnenstrahlen und den Duft, der sich hier auf eine dir bekannte Art ausbreitet. Und dann entdecke dort hinten einen Pfad … und du bekommst Lust, ihm zu folgen. Er führt dich in einen angenehmen Wald, wie du ihn liebst. Du schaust dich um und durchwanderst den Wald mit einem angenehmen Gefühl aus Neugier und Wohlbehagen. Nun gelangst du an einen klaren See. Du läßt dich an seinem einladenden Ufer nieder und spürst das Verlangen, in dem wohltemperierten Wasser zu schwimmen. Weich und wohltuend umgibt dich das kristallklare Wasser, und du bekommst Lust, tief hinabzutauchen. Du entdeckst eine Quelle, und wie du hindurchtauchst, landest du auf der Zauberwiese, auf der alles möglich ist. Du weißt, daß du jetzt gleich oder später Gelegenheit haben wirst, deine Frage zu stellen …
Während du dich auf der Zauberwiese umschaust und fasziniert bist von ihrer Schönheit und Wohlbeschaffenheit, ent-

deckst du früher oder später eine liebevolle, weise Person, die langsam auf dich zukommt. Und du weißt, daß du nun Gelegenheit haben wirst, deine Frage zu stellen. Und du bemerkst, wie die Person bereit ist, und du begrüßt sie auf deine eigene Art und stellst ihr deine Frage, jetzt …

Du kannst dich überraschen lassen von der Antwort, die sie dir jetzt oder später erteilt. Vielleicht in einem Satz, vielleicht in einem Gedanken oder in einem Bild … und laß dir ein wenig Zeit, diese Antwort zu verstehen …

Und nun kannst du dich bei der Person bedanken und dich verabschieden … und du gehst zurück zur Quelle und tauchst hindurch, du schwimmst in dem klaren Wasser des Sees und kommst ans Ufer, wo dich die wärmende Sonne empfängt …

Geh durch den Wald zurück auf deine Wiese und von dort in deinem eigenen Tempo hierher in den Raum, wo du allmählich wieder wach wirst, indem du dich reckst und streckst, Hände und Füße bewegst, die Augen öffnest und wieder hier bist, erfrischt und wach.

Zwischen Himmel und Erde

Die folgende, mit Bewegung verbundene Phantasie gibt uns frische Kraft und Klarheit und hilft uns, die Balance zwischen Himmel und Erde zu finden und unseren Geist zu klären. Wer Musik mag und gern tanzt, kann hierzu eine ruhige Meditationsmusik spielen und diese in die Übung mit einbeziehen.

Stell dich – ohne Schuhe und Strümpfe – ganz entspannt in den Raum, die Fußsohlen fest an der Erde, und bemerke, wie die Schwerkraft an deinem Körper zieht, wie sie deine Füße am Boden hält und Arme und Hände nach unten zieht. Bemerke auch, wie der Kopf auf dem Nacken und auf deinen Schultern ruht, wie dein Becken das Gewicht des Oberkörpers trägt und mit welchem Wunder der Balance, an dem dein ganzer Körper mitwirkt, du zwischen Himmel und Erde gehalten wirst. Dein ganzes Gewicht ruht auf diesen beiden Füßen. Die Zehen sind vielleicht ein wenig gespreizt, um besser Halt zu finden, und die Schwerkraft endet nicht an der Oberfläche der Erde, sondern reicht viel tiefer … Laß dir in deiner Phantasie Wurzeln wachsen, die dich fest in der Erde verankern und die durch die verschiedenen Schichten der Erde hinabreichen in den Bauch von Mutter Erde aus geschmolzenem Stein und Feuer.

In diesem Zentrum ist Ruhe und Schweigen. Kein Oben und kein Unten, keine Kraft, die nach irgendeiner Seite zieht. Wenn du in deiner Vorstellung dieses Zentrum berührst, dann kannst du deinem Körper gestatten, der Schwerkraft der Erde nachzugeben, ganz langsam und ganz sanft. Gib zuerst leicht in den Schultern und in den Knien nach, sei dir bewußt, daß es Hunderte von Muskeln sind, die gelernt haben, den Körper aufrechtzuerhalten. Und so viele Muskeln beginnen jetzt langsam loszulassen, so langsam, daß es scheinen könnte, als sei gar nichts passiert …

Nimm dir selbst Zeit, diesen Vorgang zu spüren, erforsche, wie es sich anfühlt, wenn dein Körper nachgibt. Bemerke, wo überall dein Körper anfängt, loszulassen und sich zu entspannen … hinten in deinen Augen, im Nacken … in deinen Hüften … Fordere alle diese Muskeln auf, loszulassen, und ermutige sie dazu. Vor allem jene, die diese Möglichkeit schon ganz vergessen haben.

Und nun kannst du ganz ganz sanft diesen Vorgang beginnen,

der Erde näher zu kommen. Dein Gesicht läßt locker, und dein Mund wird weich. Sogar deine Augen geben nach. Deine Knie wiegen sich, und deine Hände kommen der Erde näher … und ganz langsam und sanft kannst du deinen Körper auf die Erde sinken lassen, als wenn sie dich mit ihren Armen auffängt, unsere Mutter Erde. Und du kannst dich deinem Körper anvertrauen, der auf ganz besondere Weise lockerläßt, und dabei findest du neue Berührungspunkte … Hände, Arme und Knie lassen los und kommen zur Ruhe in der Festigkeit der Erde, im Vertrauen auf ihre Zuverlässigkeit und Stabilität. Auch wenn du schließlich auf dem Boden liegst, hört das Lockerlassen noch nicht auf. Laß dich schmelzen, tief sinken, und laß dein Gewicht sich noch ein wenig mehr auf dem Boden verteilen. Vielleicht magst du die Schwere und Lockerheit einer großen zufriedenen Katze annehmen und mit jedem Ausatmen noch mehr loslassen. Und laß deinen Atem hinabsinken, gib ihn der Erde, atme alles aus, deinen Kopf, dein Herz …

Laß ganz locker, und gib deinen Körper weg, uneingeschränkt und großzügig, und gönne dir diese Ruhe und das Bedürfnis, einfach nur dazusein. Einfach nur loslassen im tiefen Schweigen. Laß dich ganz in die Erde einsinken und atme den tiefen Frieden, und spüre, daß du eins sein kannst mit der Erde …

Während du auf der Erde liegst, sei dir bewußt, daß dein Körper auf unendlich vielen Pflanzen und Tieren liegt, die auf der Erde gelebt haben, lange vor dir, und die sich wieder in Erde aufgelöst haben. Und verbinde dich mit dem unendlichen Bewußtsein der Erde, mit ihrem Frieden und mit ihrem Reichtum. Empfinde, daß du alle Verantwortung aufgegeben hast und alle Neugier. Genieße die Dunkelheit und das unendliche Schweigen.

Laß los, ganz los …

Und wie aus dem Ausatmen ganz natürlich das Einatmen folgt, so kommt der Zeitpunkt, wo sich deine Aufmerksamkeit von der Erde unter dir wegwendet zu dem freien Raum über dir. Dieser Raum, dieses Licht, fangt an dich zu rufen. Es berührt deinen Rücken ganz sanft und erinnert dich an das, was du schon weißt …

Und auch diese Berührung hat eine Kraft, einen Sog. Langsam zieht sie deinen Körper nach oben. Auch diese Kraft ist stark. Sie ist so stark wie die Schwerkraft, und du kannst sie Leichtigkeit nennen. Auch diese Kraft umgibt dich. Jede Pflanze, jede Blume, jeder Baum besiegt die Schwerkraft und wächst nach oben in den Himmel, in das Licht, zur Sonne, in das Universum.

Wenn du diese Kraft bemerkst, kann sich das anfühlen wie ein leichtes Vibrieren in deiner Wirbelsäule, ein sanftes Prickeln in deinem Nacken. Vielleicht fühlt es sich so an, als ob der Himmel ein riesiges Vakuum wäre, das dich leicht ansaugt. Du kannst dieses leichte Ziehen an deinen Halswirbeln im Nacken bemerken. Und du kannst dieser Bewegung nach oben folgen und ihr nachgeben. Ohne besondere Anstrengung kannst du deinem Körper erlauben, nach oben zu fließen und nachzugeben, indem du dich sanft dem offenen Himmel zuwendest, indem ein Muskel nach dem anderen antwortet, angetrieben von der Energie des Himmels. Gestatte es dir, nach oben gezogen zu werden, bis du zu einer stehenden oder knienden Position kommst, ganz wie du möchtest …

Es ist nicht nötig, daß du dein Bewußtsein dabei benutzt oder deine Willenskraft. Folge einfach dem aufwärtsstrebenden Fluß der Energie. Laß dich ganz leicht nach oben ziehen, ruhig und freudig. Laß locker und folge dem Strom, der nach oben steigt. Und laß auch deine Arme langsam nach oben gezogen werden zum Licht. Wende dein Gesicht der Sonne zu. Über dir ist unendliche Freiheit. Über dir ist der unendliche Bereich des Lichtes und der Freude. Du kannst das Licht mit deinen Fingerspitzen berühren. Und du kannst deine Grenzenlosigkeit und deine Freiheit berühren. Du kannst dich auf deine Weise dem Himmel öffnen.

Das Licht, das auf dich herabfließt, strömt wie ein Wasserfall, der sich über deinen Kopf ergießt, über deine Fingerspitzen, über Hände und Arme …

Öffne deinen Körper dem Licht, und lade es auch nach innen ein: Licht, das du mit jedem Atemzug zu dir hereinholst, so daß es in deine Kehle strömt und dein Herz, deinen Bauch und deine Beine füllt. Nimm soviel Licht auf, wie du halten kannst, und nähre dich von dem Licht des Himmels, bis du ganz voll davon bist und zufrieden …

Und dann, schwer von all dem Licht, das du aufgenommen hast, kannst du wieder deinem eigenen Gewicht nachgeben und dem Gesetz der Schwerkraft. Deine Arme fangen an, sich schwer zu fühlen, und du kannst sie langsam herabsinken lassen. Mach dich bereit, all die Kraft und das Licht, das du von oben erhalten hast, zurückzugeben in die Dunkelheit der Erde. Halte nicht fest, was du erhalten hast. Gieß es aus, zurück zur Erde, mach dich erneut leer. Nun kannst du dem Rhythmus deines Körpers folgen und zwischen Himmel und Erde umhergehen. Wie ein Gefäß bist du einmal voll und einmal leer. Und es bleiben die Gezeiten von Licht und Dunkelheit, die dich bewegen, in ihrer eigenen Geschwindigkeit, in ihrem eigenen Rhythmus …

(Hier können Sie sich bewegen, solange Sie mögen.)
Und nun ist es Zeit zurückzukommen, verabschiede dich von
Himmel und Erde, öffne die Augen, und sei wieder hier, er-
frischt und wach.

4 Reinigung der Gefühle

Viele Menschen glauben, Gefühle könne man nicht beeinflussen – sie seien eben da oder nicht da. Aber genauso wie der Anruf einer Freundin oder passende Worte einer Verkäuferin, genauso wie die Sonne, die hinter den Wolken hervorkommt, uns positiv beeinflussen können und unsere Stimmung in kürzester Zeit verwandeln, so können es auch wir selbst mit unseren Gefühlen tun. Dazu gehört, daß wir unsere Gefühle erst einmal wahrnehmen, ohne sie zu bewerten. Meistens gehen wir so in unseren unangenehmen Gefühlen wie Wut, Ärger, Zorn, Neid, Eifersucht auf, daß wir sie gar nicht bemerken.

Ein erster Schritt wäre, sich selbst zu sagen, was man fühlt. z. B.: »Aha, ich bin jetzt wütend.« Es ist auch wichtig, daß Sie sich die Erlaubnis geben, dieses Gefühl zu haben, denn häufig wurde uns von unseren Eltern verboten, bestimmte Gefühle zu zeigen. »Ich darf wütend, zornig, traurig, eifersüchtig« oder was auch immer sein, ist ein wichtiger Satz, eine Erlaubnis, die Sie sich geben sollten.

Gefühle, auch das ist wichtig zu wissen, haben immer ihre Berechtigung, geben uns immer wichtige Botschaften. Deshalb müssen wir sie auch beachten. Wenn Sie Ihre Gefühle nicht beachten, ist das so, als würden Sie einen wichtigen Brief, der an Sie adressiert ist, nicht öffnen. So zeigen uns Schuldgefühle, daß wir unsere Werte verletzt haben. Eifersucht zeigt uns, daß uns eine Beziehung wichtig ist, und das Gefühl der Enttäuschung sagt uns, daß wir etwas für uns Wichtiges nicht bekommen konnten. Angst legt uns nahe, uns besser auf eine Situation vorzubereiten, und Hoffnungslosigkeit ist ein Zeichen dafür, daß wir ein Ziel, das wir lange ohne positives Ergebnis verfolgt haben, aufgeben müssen. Es ist also nützlich und wichtig, die Botschaften unserer Gefühle zu entschlüsseln und ihnen dankbar zu sein.

Der erste Schritt zur Veränderung von Gefühlen besteht darin, sie wahrzunehmen, sie anzuerkennen und ihre Botschaft dankbar anzunehmen. Wer regelmäßig meditiert, kann sich darin üben, die Gefühle einfach zu betrachten. Sie werden dann ärgerliche, wütende oder traurige Gedanken wahrnehmen, ohne sie zu bewerten, Sie werden aber auch bemerken, daß zwischen den Gedanken Pausen entstehen. Sie können lernen, die Pausen zwischen den Gedanken zu genießen und auszudehnen.

Ich ärgere mich gelegentlich darüber, daß ich soviel Arbeit im Haushalt habe. Ich stelle dann fest, daß ich mich ärgere, weil ich mich »alleingelassen« und »zuwenig ernstgenommen und anerkannt« fühle. Diese Gefühle sagen mir, daß ich aktiv werden muß, um die Situation zu verändern. Sie helfen mir, nicht in Lethargie zu verfallen. Ich bemerke, daß ich meinen Mann und meine Kinder über anstehende Arbeiten informieren muß. Jetzt kann ich ihnen ganz ruhig vortragen, was getan werden muß. Und erstaunlicherweise tun sie das dann auch!

Ein anderes Beispiel. Ich ärgere mich über Dinge, die ich haben will, aber nicht bekommen kann. Ich sage mir: »Aha, das ist jetzt Habgier.« Oder: »Aha, das ist jetzt Enttäuschung.« Ich frage mich dann: »Ist das wirklich wichtig?« Die Antwort lautet meistens: »Nein.« Ich richte meine Aufmerksamkeit dann auf Dinge, die ich bereits habe und für die ich dankbar bin. So wie es in dem Sprichwort aus Thailand heißt: »Wende dein Gesicht der Sonne zu, dann fallen die Schatten hinter dich.«

Der zweite Schritt im Umgang mit Gefühlen, die wir loswerden wollen, besteht darin, daß wir etwas tun, was uns hilft, das Gefühl zu verändern. Nehmen wir einmal so ein banales Gefühl wie Langeweile. Wenn wir sie verändern wollen, können wir z. B. in einer langweiligen Sitzung anfangen, die Menschen zu beobachten, die um uns sind, und uns vorstellen, was sie wohl gerade denken und fühlen oder was sie wohl für eine Kindheit bzw. für Eltern gehabt haben. Es gibt immer und überall etwas zu beobachten, genau hinzugucken, sorgfältig zu lauschen – und schon sind wir die Langeweile los. Ich möchte aber betonen, daß Langeweile, wie alle anderen Gefühle auch, durchaus sinnvoll sein kann. Wir müssen sie nicht ändern, aber wir können.

Gefühle von Traurigkeit lassen sich ändern, indem wir unsere Körperhaltung verändern, eine fröhliche Musik hören, den Blick nach oben richten, die Arme zum Himmel recken, hohe Töne singen, ein ätherisches Öl zum Aufheitern inhalieren (z. B. Bergamotte oder Neroli), uns etwas Gutes tun, wie ein Bad oder eine Massage u. ä. Wir wissen meist sehr gut, was uns helfen würde, weniger traurig zu sein, aber wir lassen es dann. Wenn wir unsere Gedanken beobachten, stellen wir fest, daß sie uns pausenlos traurige Dinge sagen und traurige Erinnerungen wachrufen. Z. B.: »Heute ist wieder so ein grauer Tag. Nichts läuft. Dich ruft ja sowieso keiner an. Natürlich ist keine Post gekommen. Nur Rechnungen. Das ist ja immer um diese Zeit so. Naja, selbst schuld. Du bist ein Versager. Du machst nur Mist …« etc.

Sind wir nicht alle Meister darin, uns selber fertigzumachen und runterzuziehen? Was würde sich ändern, wenn Sie dem Miesmacher in Ihrem Kopf eine gute Fee oder einen freundlichen Weisen zur Seite stellen, der sagt: »Nun, im Moment ist es nebelig und grau, aber ich könnte einen Spaziergang machen und gucken, was es bei diesem Wetter zu entdecken gibt. Danach könnte ich Bettina anrufen, und wenn sie keine Zeit hat, Ruth. Wenn beide nicht können, macht das nichts, wahrscheinlich haben sie morgen oder übermorgen Zeit. Ich könnte einen Brief an Kurt schreiben. Ich könnte ihn ganz persönlich gestalten, das macht uns dann beiden Spaß. Ich weiß genau, wie gut ich das kann. Ich könnte mir einen Bratapfel machen und eine Duftlampe anzünden. Danach habe ich vielleicht Lust …«

Gerade bei traurigen Gefühlen ist es jedoch auch wichtig, uns die Erlaubnis dafür zu geben. Traurig zu sein ist heute nicht »modern«. In Werbung und Fernsehen werden uns oft frohe, glückliche und konsumierende Menschen vorgeführt, und wir meinen dann, wir müßten genauso sein. Trauer und Leid sind aber nicht aus der Welt verschwunden, nur weil sie selten gezeigt werden. Wir dürfen und müssen hin und wieder traurig sein, und es gibt jeden Tag etwas zu beklagen. Oft ist es nützlich, sich richtig auszuweinen oder von Herzen zu klagen. Wer möchte, kann es einmal mit richtigen Klagegesängen oder Geheul probieren, mit lautem Ächzen und Stöhnen, mit Seufzen und traurigen Tönen. Stehen Sie zu Ihrer Trauer!

Aber wenn Sie sie loswerden wollen, dann gibt es auch Wege dazu. Einer davon ist, die Trauer zu verstärken und uns selber mit traurigen Vorstellungen so zu provozieren, bis wir doch wieder einen kleinen Lichtblick erkennen. Ein anderer ist, körperlich aktiv zu werden, zu joggen, zu tanzen und uns mit schnellen Bewegungen zu verausgaben. Trauer ist ein langsames und träges Gefühl. Ihr Gegenteil ist Beweglichkeit, Schnelligkeit, Leichtigkeit.

Hieraus wird deutlich, daß Gefühle verschiedene Bestandteile haben. So wie sich ein Kuchen aus Mehl, Butter, Eiern und Zucker zusammensetzt, haben auch Gefühle ihre Zutaten. Eine Zutat ist das jeweilige Tempo, darauf komme ich gleich zurück.

Eine andere Zutat ist der *Zeitrahmen*. Bedauern ist ein Gefühl, das sich auf die Vergangenheit richtet, Angst bezieht sich oft auf zukünftige Situationen. Achtsamkeit dagegen ist ein Gefühl, das ganz in der Gegenwart angesiedelt ist. Oft kann es hilfreich sein, in einer Situation, in der wir ein Gefühl loswerden wollen, den Zeitrahmen zu ändern. Wir können uns vorstellen, fünf Jahre später auf die Zeit jetzt zurückzuschauen. Wie sieht unser Problem, das die Gefühle verursacht, dann aus? Eltern, die von einem kleinen Kind oder Jugendlichen »genervt« sind, können sich vorstellen, daß dieses Kind, erwachsen geworden, das Haus verläßt. Oder, wenn uns ein derzeitiges Verhalten unseres Partners ärgert, können wir uns daran erinnern, wie er sich in der Zeit unserer ersten Verliebtheit verhalten hat.

Eine weitere Gefühlszutat ist die Art und Weise oder *Modalität,* wie wir an bestimmte Dinge herangehen. Wir sagen uns zum Beispiel innerlich: Ich muß das und das erledigen. Aber muß ich wirklich? Könnte es nicht auch jemand anders tun? Ich kann mich immer dafür oder dagegen entscheiden. Verantwortliche Menschen müssen immerzu – aber Jugendliche z. B., die bestimmte Pflichten haben, finden immer Wege, sich davor zu drücken. Hier wäre es sinnvoll, ihnen klarzumachen, daß tatsächlich sie es sind, die für diese Aufgabe die Verantwortung haben und die sie auch bewältigen können.

Eine weitere Gefühlszutat ist die Art unserer *Beteiligung*. Wirken wir aktiv oder passiv mit? Gefühle wie Zielstrebigkeit, Aggression oder Ehrgeiz bedürfen der aktiven Beteiligung, bei anderen Gefühlen wie Zufriedenheit, Freude oder Langeweile ist die Erfahrung der Passivität wesentlich. Durch die Art unserer inneren Beteiligung können wir steuern, welche Gefühle erzeugt werden. Wenn wir uns gezielt auf etwas zubewegen, uns z. B. eine Aufgabe stellen und aktiv werden, verwandeln sich passive Gefühle wie z. B. Langeweile oder Einsamkeit in aktive. Und wenn wir uns gezielt von etwas wegbewegen, werden aktive Gefühle wie Wut umgewandelt.

Auch die *Intensität,* mit der wir unsere Gefühle empfinden, läßt sich beeinflussen. Jeder weiß, wie leicht man sich in Gefühle hineinsteigern kann. Wenn ich verliebt bin, male ich mir den Partner in all seinen besten Eigenschaften aus. Wenn ich Angst habe, stelle ich mir innerliche immer schrecklichere Szenarien vor. Wenn ich mir abends, wenn meine Tochter zur verabredeten Zeit nicht zu Hause ist, Bilder in den Kopf setze, die mir zeigen, wie gern sie mit Leuten plaudert und wie liebevoll sie in der Umgebung bestimmter Menschen ihre Zeit verbringt, werde ich kaum Angst um sie haben. Stelle ich mir aber vor, sie wäre vergewaltigt worden, kann ich keine Ruhe finden. Mit unseren inneren Bildern und Vorstellungen können wir die Intensität unserer Gefühle stark beeinflussen.

Ein weiterer Bestandteil unserer inneren »Gefühlssuppe« sind *Vergleiche*. Wenn ich mich mit schöneren Frauen vergleiche, werde ich mich immer häßlich finden. Wenn ich das Vergleichen jedoch lasse und mich als einzigartiges Wesen begreife, bin ich mit mir zufrieden. Wenn ich die Leistungen meines Sohnes am Klassenbesten messe, werde ich von ihm enttäuscht sein. Wenn ich mir aber anschaue, wie er sich im letzten Halbjahr entwickelt hat oder wieviel er gelernt hat, seit er in der Schule ist, kann ich zufrieden sein.

Das *Tempo* ist eine Gefühlseigenschaft, die wir nur selten beachten, obwohl sie jedem Gefühl innewohnt. Das kann man gut an Musikbeispielen bemerken: Wut würde man musikalisch in einem schnellen Tempo ausdrücken, Liebe in einem langsameren. Wenn wir Gefühle wie Panik oder Erregung empfinden, geht auch unser Atem automatisch schnell. Halten wir jedoch inne und konzentrieren uns auf diesen veränderbaren Bereich des Gefühls, atmen wir also bewußt langsam und tief in den Bauch hinein, hat dies auch Folgen auf der Gefühlsebene. Tiefes Ausatmen senkt den Blutdruck und macht uns ruhiger, genauso wie uns das Hören ruhiger Musik tatsächlich beruhigt. Indem wir innehalten und uns auf den Atem konzentrieren, schaffen wir gleichzeitig den nötigen Abstand zu unseren starken Empfindungen und zu dem Ereignis, das sie auslöste. Diese Methode bewährt sich daher auch in Begebenheiten, bei denen man die Kontrolle zu verlieren droht, frei nach dem Spruch: »Bist du wütend, zähl bis vier. Hilft das nicht, dann explodier!«

Umgekehrt gibt es aber Situationen, in denen es hilfreich und sinnvoll ist, das Tempo zu beschleunigen: Trauer, Niedergeschlagenheit, Hoffnungslosigkeit sind Gefühle, die sich durch Aktivitäten und Beschleunigung des Tempos verändern. Deshalb ist Joggen, Radfahren oder eine andere sportliche Betätigung so wohltuend bei depressiven Verstimmungen. Und eine mitreißende, flotte und zum Tanzen und Bewegen einladende

Musik hilft uns, aus dem Loch der Hoffnungslosigkeit herauszuklettern.

Wenn wir Gefühle loswerden oder verändern wollen, ist es auch hilfreich, unsere *Kriterien* zu überprüfen. Nehmen wir an, Sie haben Angst vor einer Operation. Wenn Sie erfahren, daß eine Ärztin, die Sie gut kennen und sehr mögen Sie operiert, verändert sich diese Angst. Oder wir haben Haßgefühle unserem Partner gegenüber. Wenn wir verstehen, warum er sich in einer Situation so verhalten mußte, z. B. weil er als Kind schlimme Ängste ausstehen mußte und sich jetzt vor diesen Gefühlen schützt, kann sich unser Haß in Verständnis verwandeln. Eine Vier in Mathe kann für ein Kind ein schreckliches Ergebnis sein, für ein anderes eine Rettung. Die Kriterien, die wir anlegen, sind entscheidend für unsere Gefühle.

Zu den Kriterien gehört auch die *Größe,* die wir bei einem Gefühl oder Problem bewußt wahrnehmen. Wenn wir z. B. ärgerlich sind, ist die ganze Welt für uns ärgerlich. Es ist so, als würden wir wie durch ein Teleobjektiv auf den Anlaß unseres Ärgers starren, und wir nehmen dann alles andere nicht mehr wahr. Wenn wir uns einen Vogel durch ein Fernglas ansehen, sehen wir nur noch den Vogel, aber nicht mehr den Wald, das Moos, die Bäume mit ihren Stämmen und Zweigen.

Bei bestimmten Gefühlen ist es daher äußerst sinnvoll, den *Blickwinkel* zu erweitern, über den Tellerrand zu gucken und auf das zu schauen, was trotz dieses ärgerlichen Ereignisses gut und schön ist. Umgekehrt stehen manchmal Aufgaben vor uns wie ein Berg. Wir sehen dann alles auf einmal und sind nicht in der Lage, überhaupt anzufangen. In so einem Fall ist es sinnvoll, den Blickwinkel zu verkleinern und uns erst einmal eine einzige Sache vorzunehmen. Wir können uns dann gut zureden und uns sagen: »Ruhig, nur ruhig. Eins nach dem andern, du schaffst das schon.« So kann sich Überforderung in Zuversicht verwandeln. Es kommt immer auf die Perspektive an.

Wie Sie aus diesen Beispielen sehen, ist unser Gefühlsleben nicht so unbeeinflußbar, wie wir das alle gern annehmen. Unser Gehirn verfügt über unendlich viele Möglichkeiten, Ereignisse zu interpretieren. Nicht was wir erleben, regt unsere Gefühle an, sondern wie wir interpretieren, was wir erleben, wirkt sich auf unsere Gefühle aus. Dabei spielen die Erfahrungen, die wir im Leben gemacht haben, natürlich eine ganz zentrale Rolle. Wenn wir erwachsen sind, können wir uns jedoch von schlimmen Erfahrungen befreien. Als Kinder können wir das nicht.

Wenn wir als Kind die Erfahrung gemacht haben, daß die Mutter unzuverlässig ist, werden wir als Erwachsene geneigt sein, alle Frauen als unzuverlässig hinzustellen. Wir werden bei Frauen auch stets zunächst die unzuverlässigen Anteile bemerken und die zuverlässigen übersehen oder als »Zufall« umdeuten. Als Erwachsene haben wir jedoch die Möglichkeit, unsere Erfahrungen zu überprüfen und ggf. mit Hilfe eines Therapeuten neue Sichtweisen einzuüben. So können sich dann auch unsere Gefühle ändern.

Wie Sie sicherlich auch schon bemerkt haben, schaffen wir es jedoch auch in der Regel allein, uns von Gefühlen zu befreien. Was mich gestern noch rasend gemacht hat, kann ich heute gelassen betrachten, z. B. weil ich wunderbar geschlafen habe. Was mir gestern noch aussichtslos erschien, kann mir heute erreichbar vorkommen und mich zuversichtlich stimmen, z. B. weil mir jemand seine Hilfe angeboten hat. Mißtrauen kann sich in Vertrauen verwandeln und Haß in Liebe. Ja, vielleicht werden Sie sogar die schöne Erfahrung machen, daß Gefühle, die uns als Gegensatzpaare erscheinen, dicht beieinanderliegen und sich zu einem großen Ganzen zusammenfügen lassen. Ohne Traurigkeit wüßten wir nicht, was Freude ist, und Hoffnung können wir dann empfinden, wenn sich die Hoffnungslosigkeit aufgelöst hat, wenn sich die Tür zur Dunkelheit einen Spaltbreit öffnet und Licht hindurchfällt.

Ja, es gibt keinen Schatten ohne Licht und keine Nacht ohne Tag.

Wenn wir unsere Gefühle verändern wollen, müssen wir bereit sein, uns zu bewegen, unsere Perspektive zu wechseln und neue Gedanken und Sichtweisen zulassen. Sehr hilfreich ist dabei auch die Arbeit oder besser das Gespräch mit unseren inneren Instanzen oder Anteilen. Welche sind das?

Zwei bis zwölf Seelen wohnen, ach, in meiner Brust – Klärung und Reinigung durch den inneren Dialog

Jeder von uns kennt wohl so etwas wie einen persönlichen inneren Miesmacher. Wir stehen vor dem Spiegel und sagen uns: »O wie schrecklich sehe ich heute aus! So kann ich mich ja kaum unter die Leute wagen.« Oder: »Du alte Schlampe! Jetzt hast du schon wieder etwas vernachlässigt oder falsch gemacht.« Meistens bemerken wir es gar nicht, aber in uns sitzt ein Miesmacher, der uns herunterzieht und schlecht über uns redet. Vielleicht empfinden Sie diesen inneren Aufpasser eher als Kritiker und sind ganz zufrieden, daß sie ihn haben. Er sorgt dafür, daß Sie sich nicht gehenlassen. Das ist ja auch gut so.

Aber zumindest an manchen »schlechten« Tagen ist der Miesmacher in Ihnen zu laut. Er redet zuviel, und niemand widerspricht ihm.

Achten Sie an einem Tag einmal ganz bewußt auf die Stimmen oder Gedanken, mit denen Sie zu sich selbst reden. Was sagen Sie zu sich selbst, wenn Sie morgens aufwachen? Und wie treiben Sie sich selbst aus dem Bett? Mit welchen Worten erinnern Sie sich an Ihre Pflichten und Aufgaben? Fertigen Sie für sieh selbst eine Liste an! Schreiben Sie Worte und Gedanken, Sprüche oder Sätze auf, die Sie selber während eines Tages zu sich sagen!

Entdecken Sie dabei so etwas wie den Miesmacher (den Sie natürlich auch gern anders benennen können) oder einen Antreiber? Nehmen Sie sich einmal die Zeit, mit verschiedenfarbigen Stiften zu kennzeichnen, wer da so in Ihrem Inneren zu Ihnen spricht, und geben Sie diesen verschiedenen Stimmen Namen, z. B. »alte Hexe« oder »Sklavenhalter« oder »Kritiker« oder »Antreiber« oder »graues Monster«. Wahrscheinlich werden Sie diese Stimmen bei genauerer Betrachtung an Ermahnungen Ihrer Eltern erinnern. Hatte nicht Ihre Mutter immer gesagt, Sie sollten morgens nicht lange im Bett liegenbleiben? War es nicht Ihr Vater, der strengstens auf Pünktlichkeit geachtet hat? Manchmal spielen auch Großeltern, Lehrerinnen oder Ehepartner im inneren Dialog eine Rolle.

Hoffentlich haben Sie neben diesen Miesmachern und Antreibern auch so etwas wie eine fürsorgliche und liebevolle Stimme bemerkt. Innere Sätze, mit denen Sie sich selbst aufmuntern und gut zureden, mit denen Sie sich Mut machen und schützen. Geben Sie nun auch diesem Anteil einen Namen, und achten Sie in den nächsten Tagen darauf, daß auch dieser Anteil zu Wort kommt. Das könnte bei mir z. B. so aussehen:

Innerer Antreiber: »Du mußt noch die Küche aufräumen! Hier sieht es aus wie im Saustall!«

Liebevolle Stimme: »Das stimmt. Aber du bist auch müde. Du hast das Recht, dich auszuruhen. Wie wär's, wenn du die Küche morgen früh aufräumst?«

Innerer Antreiber: »Was du heute kannst besorgen, das verschiebe nicht auf morgen!«

Liebevolle Stimme: »Doch, ich darf durchaus etwas verschieben. An manchen Tagen hat man einfach mehr Kraft als an anderen, und heute darf ich mir Ruhe gönnen.«

Kennen Sie ähnliche Dialoge von sich selbst? Welcher Anteil gewinnt bei Ihnen in der Regel?

Wenn wir uns gereinigt fühlen und mit uns selbst »klarkommen« wollen, ist es sinnvoll, darauf zu achten, daß nicht ein Teil ständig über den anderen gewinnt, sondern daß beide miteinander fair diskutieren und Kompromisse schließen, die beide gewinnen lassen. Genauso wie bei einem Konfliktklärungsgespräch nur dann etwas dabei herauskommt, wenn beide das Gefühl haben, zufrieden zu sein, so müssen wir auch mit unseren inneren Anteilen so umgehen, daß beide zu Wort kommen und alle zufrieden sind. Nur dann können wir eine Entscheidung treffen, die uns guttut. Helfen kann uns bei diesem Dialog, entweder die Anteile aufzuzeichnen, also tatsächlich ein Monster oder einen Antreiber aufzumalen und diesen dann zu Wort kommen zu lassen, oder in jede Hand die Argumente einer Seite zu legen und dann zu den eigenen Händen zu sprechen.

In diesem Fall wäre dann z. B. meine rechte Hand mein Antreiber und meine linke Hand mein fürsorglicher, liebevoller Teil, und ich würde mich mit beiden unterhalten, beide zu Wort kommen lassen. Wenn es mir gelungen ist, den Kompromiß zu finden, der beide zufrieden macht, treffen sich meine beiden Hände, indem ich sie zusammenführe und auf meine besondere Art zusammenhalte.

Immer findet sich in unserem inneren Dialog auch ein Teil, der schon sehr alt ist und trotzdem sehr klein bzw. jung: unser *inneres Kind*. Dieser Teil ist das kleine Mädchen oder der kleine Junge, die wir einmal waren, und er lebt in uns weiter in Form von Bildern, Träumen, Ängsten, Sehnsüchten, Neugier und Lebendigkeit. Das innere Kind repräsentiert alles, was wir in unserer Kindheit erlebt und erfahren haben, auch dann, wenn wir es gar nicht mehr wissen und vergessen haben. Wie alle kleinen Kinder will das innere Kind viel haben und möglichst alles sofort bekommen. Es will Lust und Liebe empfinden, Entdeckungen machen und Schönes erleben. Aber wie wir alle wissen, erlauben uns die Erwachsenen, also unsere Eltern oder ihre Repräsentanten in uns selbst, das nicht. Sie sagen: »Dies geht nicht, und das darfst du nicht.« Sie reden von Gefahren und von Sicherheit, von Anstand und Benehmen und »das tut man nicht« und »dies läßt man lieber.«

Eltern sind keineswegs nur gemein. In den allermeisten Fällen meinen sie es gut mit uns, ohne zu wissen, wieviel Schmerz sie uns zufügen. Gute Eltern finden eine ausgewogene Form zwischen Sicherheit und Entdeckerlust. Das heißt, sie warnen uns vor echten Gefahren, aber erlauben uns viele Experimente im ungefährlicheren Bereich. Genauso müssen auch wir mit unserem inneren Kind umgehen, wenn wir uns wohl fühlen wollen. Wir dürfen ihm nicht alles verbieten, aber auch nicht alles erlauben. Vor allem aber: Wir müssen ihm erst einmal zuhören und es mit seinen Sehnsüchten und Wünschen kennenlernen und respektieren.

Wer sein inneres Kind nicht zu Wort kommen läßt, wird sich bald abgeschnitten von seiner Lebendigkeit fühlen und unglücklich oder krank werden. Wer dem inneren Antreiber und Kritiker zuviel Raum gibt, wird sich schlecht und schmutzig fühlen, denn er sagt ja Schlechtes über uns. Aber müssen wir ihm immer glauben, immer auf ihn hören? Keineswegs! Wir müssen ihn respektieren und anerkennen, daß er es eigentlich gut mit uns meint. Aber wir dürfen ihn zurückweisen, wenn er übertreibt, und wir dürfen ihm widersprechen. Wir können Argumente gegen ihn vorbringen und seine Befürchtungen respektieren, ohne uns ihm zu unterwerfen.

Nehmen wir einmal den Fall, der recht häufig vorkommt: Ein verheirateter Mann verliebt sich in eine andere Frau. (Oder: Eine verheiratete Frau verliebt sich in einen anderen Mann.) Der innere Kritiker sagt: »Was du tust, ist böse. Das tut man nicht! Das ist gegen die Gebote und schlecht.« Oder so ähnlich.

Das innere Kind schreit: »Ich möchte endlich mal was Schönes erleben. Ich möchte mal wieder total glücklich sein! Ich will genießen!« Oder so ähnlich.

Vielleicht gibt es auch noch einen »Rationalisierer«, der sagt: »Denk an das Haus und die Kinder! Sei nicht so unvernünftig!« etc.

Wenn man den inneren Dialog so fortführt, kann man manchmal zu dem Punkt kommen, an dem man sich eingesteht: »Das Kind hat recht. Es will zu Recht mal wieder etwas Schönes erleben. Aber es kann es ja auch mit der eigenen Familie oder allein schön haben.« Die Lösung wäre dann, das innere Kind zu berücksichtigen, ohne jedoch vorschnell zu handeln. Unterdrücken wir das Kind, ist irgend etwas »faul«, und oft ist es der sogenannte Seitensprung (oder eine andere »Verrücktheit«), der das innere Kind in uns lebendig werden läßt. Jeder Anteil, den wir unterdrücken, meldet sich irgendwann – z. B. durch eine Krankheit, eine Krise oder eine vielleicht unverständliche Handlung. Der innere Dialog mit unseren inneren Anteilen, die alle gleichermaßen berücksichtigt werden sollen, kann uns helfen, eine neue Balance zu finden, das Gleichgewicht wiederherzustellen und uns besser zu fühlen.

Phantasiereisen zur Klärung der Gefühle

Ballast abwerfen

Viele Menschen haben Schwierigkeiten, sich von Dingen, Personen oder Gefühlen zu befreien, die sie besser loswerden würden. Wenn jemand, der von einer derartigen Sammelwut geplagt ist, sich dazu durchringen kann, auszusortieren und nur diejenigen Gegenstände zu behalten, die wirklich benötigt werden, dann kann das eine äußerst befreiende und reinigende Wirkung haben. Ähnliches gilt auch für unsere Gefühle, Ressentiments und den Umgang mit Personen, mit denen wir eigentlich nichts mehr zu tun haben wollen, die uns aber dennoch beschäftigen. Hierdurch binden wir viel produktive Kraft und Kreativität. Mit der folgenden Phantasiereise erhalten Sie eine Anleitung zum Aufräumen in Ihrer Seele und die Gelegenheit, einen inneren »Frühjahrsputz« zu veranstalten. Vielleicht haben Sie auch schon einmal am Himmel jene majestätischen Heißluftballons gesehen, die hoch über die Erde dahingleiten. Vielleicht bewundern Sie auch den Mut der Frauen und Männer, die sich zu so einem Flug entschlossen haben und nun zwischen Himmel und Erde den freien Flug genießen können. Vielleicht gefällt es Ihnen, einfach das Bild des schwebenden Ballons zu betrachten, der so mühelos und leicht in den Himmel gestiegen ist. Manchmal kann es der Führer des Ballons wagen, noch höher hinaufzusteigen. Dann werfen die Passagiere etwas von dem mitgenommenen Ballast ab und schütten einige der Säckchen mit feinem Sand einfach über Bord. Nun steigt der Ballon noch leichter hinauf, ohne daß der Gasbrenner dafür eingeschaltet werden muß.

Mit dieser Phantasie will ich Sie einladen, einen Blick auf jenen unnötigen Ballast zu werfen, den wir in unserer Seele im Laufe der Jahre angesammelt haben und der uns manchmal einschränkt, unbeweglich und unflexibel macht.

Setze oder lege dich jetzt ganz bequem hin und fang allmählich an, auf deinen Atem zu achten, wie er kommt und geht … Du kannst dir vorstellen, mit jedem Ausatmen ein wenig mehr von deiner Spannung loszulassen, dich mit jedem Ausatmen freier und unbeschwerter zu fühlen …

Und nun mach dir klar, daß wir alle aus unserer Vergangenheit eine Menge überflüssiges Gepäck mit uns herumtragen … Alte Gefühle und Erinnerungen, die wir nicht mehr brauchen … alte Verhaltensmuster, die wir nicht mehr anwenden wollen, alte Ziele, die längst überholt sind … einschränkende Ansichten über die Welt, pessimistische Einstellungen, Sorgen und Vorurteile … Du kannst einiges davon bereitstellen, um es über Bord zu werfen …

Stell dir vor, du bist eines Abends an einem Strand und schaust auf das Meer ... Der Sand fühlt sich warm an unter deinen Füßen, und der Wind trägt den Geruch von Wasser und Weite zu dir her. Hoch am Himmel, direkt über dir, scheint ein voller Mond. Er wirft einen schmalen goldenen Pfad auf das Wasser bis dicht vor deine Füße.

Ein wenig auf den Strand gezogen liegt da ein Boot. Auf der einen Seite steht dein Name, auf der anderen steht Vollmond. Du siehst, daß dieses Boot viel Platz zum Beladen hat. Und am Strand steht all dein Gepäck, das du loswerden möchtest. Auf jedem Stück steht ein Aufdruck, der den Inhalt kennzeichnet. Zuerst siehst du einen alten Koffer mit der Aufschrift »einschränkende Anschauungen«. Du öffnest ihn und schaust nach, was du gern loswerden möchtest. Vielleicht findest du einige dieser Anschauungen auf einzelne Blätter geschrieben, vielleicht findest du auch einige Objekte, die diese Anschauungen symbolisieren. Laß dir etwas Zeit, den Inhalt dieses Koffers zu studieren und um vielleicht noch das eine oder andere hineinzulegen ...

Nun kannst du diesen Koffer in das Boot stellen. Weiter hinten am Strand steht noch ein Koffer. Er trägt die Aufschrift: »schmerzliche Erinnerungen«. Er ist voller Bilder, alter Fotos, vielleicht vermischt mit handschriftlichen Aufzeichnungen. Sieh dir den Inhalt genau an, auch wenn es weh tut, und prüfe nach, ob du nichts vergessen hast ... Wenn du noch andere, traurige Erinnerungen loswerden möchtest, dann pack sie zusätzlich in dieses Gepäckstück ... (längere Pause).

Laß auch diesen Koffer seinen Platz im Ruderboot finden. Und nun wende dich einem Gepäckstück zu, das den Aufdruck »Ärger« trägt. Prüfe auch hier, ob der Inhalt vollständig ist oder ob du vielleicht noch weitere Ärgernisse loswerden möchtest. Pack sie einfach dazu, in dieses geräumige Gepäckstück …

Und nun stell auch dieses Teil zu den anderen in das Ruderboot, und wende dich dem letzten Behälter zu, der am Strand auf dich wartet. Er trägt den Aufdruck: »Probleme«. Vielleicht ist es nützlich, wenn du auch hier nachschaust, ob alle Probleme vollständig in der Truhe vorhanden sind, denen du in Zukunft keine Zeit und Aufmerksamkeit mehr schenken möchtest …

Wenn du auch dieses Gepäckstück in das Boot gestellt hast, kannst du dir überlegen, ob es vielleicht Personen gibt, die du an Bord bringen möchtest, weil du mit ihnen unerfreuliche und nun beendete Beziehungen hattest. Wenn du dich auch innerlich von ihnen verabschieden möchtest, um mehr Platz in deinem Herzen für wichtige und befriedigende Beziehungen zu haben, dann kannst du diese Personen auf den Bänken des Bootes Platz nehmen lassen. Und du kannst sicher sein, daß dieses Boot geeignet ist, viel Ballast aus deinem Leben fortzunehmen …

Nun kannst du drangehen, das Boot auf die Reise zu schicken. Schieb es ins Wasser, und dreh den Bug so um, daß es genau ausgerichtet ist auf jenen goldschimmernden Lichtpfad, den das Mondlicht auf das Wasser wirft. Gib dem Boot einen letzten Stoß, daß es seine Reise beginnen kann. Du kannst am Heck des Bootes das Wort »Adieu« lesen. Und vielleicht verspürst du beim Anblick des beladenen Bootes nicht nur Erleichterung, sondern auch Schmerz ….

Du kannst dir den Abschied leichter machen, wenn du anerkennst, daß all diese Dinge, von denen du dich jetzt trennst, früher einmal eine wichtige Funktion für dich hatten ... Und vielleicht wünschst du der ganzen Ladung sogar von Herzen eine gute Reise.

Und jetzt kannst du etwas Merkwürdiges erleben: Die magnetische Kraft des Mondes beginnt das Boot anzuziehen, immer weiter weg von dir und vom Ufer. Die Kraft des Mondes ist so stark, daß sie das Boot aus dem Wasser hebt, so daß es auf dem Lichtstrahl aufsteigt und in den sternklaren Nachthimmel gleitet.

Du beobachtest das Ruderboot, das beladen ist mit all den Relikten aus deinem Leben, wie es kleiner und kleiner wird. Es fliegt immer schneller dem Mond entgegen, bis es ganz im Mond verschwindet. Vielleicht kannst du schon jetzt oder erst später eine gewisse Erleichterung verspüren, weil du dich entschlossen hast, gewisse Inhalte deiner Seele loszulassen. Und du kannst diese Erleichterung später noch stärker empfinden, ein Gefühl von Freiheit und Reinheit, das sich auch in deinem Körper ausdrücken kann. Du kannst dem Mond dafür danken, daß er deinen emotionalen Ballast in seine Obhut nehmen will. Statt dessen kannst du etwas von dem hellen, klaren Licht des Mondes in dich aufnehmen, Licht für deinen weiteren Weg in die Zukunft.

Ehe du mit deiner Aufmerksamkeit wieder hierher in den Raum zurückkommst, kannst du dich mit dem Gedanken anfreunden, dieses kleine Ritual auch zu anderer Zeit für dich zu wiederholen, vielleicht dann, wenn wirklich Vollmond ist. So kannst du dir eine Gewohnheit daraus machen, von Zeit zu Zeit zu überprüfen, welche Dinge du aus dem Haus deiner Seele oder deines Herzens loswerden möchtest, weil sie überholt sind und dich unnötig belasten. Auf diese Weise kannst du dich immer wieder reinigen von all dem, was du wirklich loswerden darfst …

Und nun komm mit deiner Aufmerksamkeit in deinem eigenen Tempo hierher zurück, reck und streck dich ein wenig, bewege deine Füße und Hände und sei wieder hier, erfrischt und wach.

Sich selbst verzeihen

Solange wir von unseren Eltern abhängig sind, freuen wir uns, daß sie uns verzeihen, wenn wir Fehler gemacht oder Dummes angestellt haben. Selten aber haben wir gelernt, uns selbst zu verzeihen. Für alle, die dies lernen wollen, ist die folgende Phantasiereise hilfreich. Sie stellt ein besonders heilsames und reinigendes Ritual dar.

Oft sind wir selbst unsere schärfsten Kritiker. Gerade wenn wir verantwortungsvoll und anspruchsvoll sind, wenn wir entscheidende Ziele im Auge haben oder wenn wir unsere Begabungen entfalten wollen, machen wir uns selbst Vorwürfe, weil wir unseren eigenen Erwartungen nicht entsprechen. Unser eigener innerer Kritiker reagiert oft viel heftiger als andere Menschen, die uns beurteilen.

Ich möchte Ihnen mit der folgenden Phantasie einen Weg zeigen, wie Sie lernen können, sich selbst zu verzeihen und den fürsorglichen, liebevollen Teil in Ihnen zu entwickeln. Und wenn Sie Lust haben, können Sie später ein eigenes kleines Ritual daraus entwickeln.

Setze oder lege dich ganz bequem hin und fange früher oder später an, auf deinen Atem zu achten. Bemerke, wie du mit jedem Ausatmen Anspannung und Sorgen loslassen kannst …

Laß dich von deinem Atem an einen ruhigen Platz bringen, an dem du es dir noch ein wenig bequemer machen kannst, und beginne, zu genießen, wie dein Atem ganz von allein kommt und geht …

Nun stell dir vor, daß du in einer Vollmondnacht auf einem schönen Weg durch einen Wald gehst, der dir sehr gefällt … Du gehst ohne Eile und ohne stehenzubleiben … und folgst dem Weg im Mondlicht bis zu einem kleinen See, an dessen Ufer du stehenbleibst. Du schaust auf den Mond und dann wieder zur Erde, und du machst das ein paarmal, von der Erde zum Mond und vom Mond zur Erde schauen … Vielleicht kannst du schon jetzt empfinden, daß Erde und Mond deine schweigenden Zeugen sind … Du sprichst ein kurzes Gebet des Dankes und beugst dich nieder, um aus dem kristallklaren Wasser des Sees zu trinken.

Nun hörst du ein Plätschern und siehst, wie kleine Wellen zum Ufer streben … Du schöpfst das Wasser mit der hohlen Hand und trinkst noch einmal davon …

Du denkst jetzt zunächst an die Toten, die wichtig für dich waren …

Und dann an all diejenigen, die nach dir kommen werden …

Nun trinkst du einen Schluck für dich selbst und schmeckst das reine, kühle Wasser … Und nun legst du deine Kleider ab und gehst langsam hinein in den klaren, reinen See. Jede deiner Bewegungen ist langsam und auf deine besondere Weise würdevoll. Du gehst weiter hinein in das Ritual, dir selbst zu vergeben. Mit jedem Schritt, den du in das Wasser gehst, wiederholst du deinen Namen und sagst: »Ich vergebe dir.«

Du läßt Wasser über deinen Körper laufen und sagst deinen Namen und: »Ich vergebe dir.« Du wäschst alle Belastungen, alle Vorwürfe und Verurteilungen von dir ab. Vielleicht hast du Lust, ganz in das Wasser einzutauchen und mit einem Gefühl von Reinheit und Klarheit wieder aufzutauchen. Du kannst dies ein paarmal wiederholen, und allmählich kannst du spüren, wie alte, einschränkende Gefühle von dir abfallen, wie du loslassen und dir selbst verzeihen kannst … (längere Pause).

Wenn du das Gefühl hast, dich erfrischt und gereinigt zu haben, kannst du wieder aus dem Wasser herauskommen und am Ufer ein paarmal tief Luft holen. Dabei kannst du das helle klare Mondlicht in dich aufnehmen, und dieses reine Licht kann dich daran erinnern, daß du liebenswert bist und eine Menge Fähigkeiten und Begabungen hast …

Nun nimmst du ein kleines Fläschchen Öl heraus, das du mitgebracht hast, um dich damit sanft zu massieren. Du kannst damit jetzt jede Stelle deines Körpers berühren und dir sagen: »Ich liebe dich.« Laß dir damit alle Zeit, die du brauchst, und spüre, wie dein Körper sich wohler und lebendiger fühlt … (lange Pause).

Wenn du diesen Teil des Rituals beendet hast, dann lege deine Kleider wieder an, und nimm dir Zeit, noch einmal vom Wasser auf den Mond und vom Mond auf das Wasser zu schauen. Danke der Natur, daß sie dich bei diesem Ritual begleitet hat …

Wenn du bereit bist, kannst du dich umwenden und den Weg zurückgehen, den du gekommen bist, durch den Wald hindurch, bis du wieder hier angekommen bist. Und du kannst dabei die Empfindung in dir verankern, wie das ist, wenn du dich selbst liebst und akzeptierst und wenn du dir all das verzeihst, was du für Fehler hältst … Und nun reck und streck dich ein wenig, fang an, Hände und Füße zu bewegen, und komm hierher zurück in diesen Raum, erfrischt und wach.

Bedingungslose Liebe

Ich glaube, daß bedingungslose Liebe die beste, wenn auch schwierigste Art ist, uns selbst zu reinigen und von seelischem Unrat zu befreien. Von Zeit zu Zeit können wir uns der Kraft dieser Liebe bewußt werden und sie in uns stärken. Vielleicht sind Sie noch nicht jetzt, sondern erst später bereit, diese Phantasiereise auszuführen, bei der es um das Verströmen bedingungsloser Liebe geht.

Wenn wir mit anderen Menschen liebevoll verbunden sind, fühlen wir uns lebendig und ausgeglichen. Es gibt Menschen, die wir in unser Herz geschlossen haben. Mit der folgenden Phantasiereise möchte ich Sie dazu einladen, die Liebe, die Sie mit diesen Menschen verbindet, bewußt zu spüren. Sie können sich dabei in eine Art liebevolle Sonne verwandeln, die ihre Strahlen weit hinausschickt zu vielen Plätzen auf dieser Erde. Und Sie können dieses Experiment gern für sich wiederholen, um die Erfahrung zu machen, wie Ihr Leben sich ändert und wie Sie tiefere Wurzeln treiben, wenn Sie sich dieser Liebe bewußt werden.

Mach es dir ganz bequem und fang an, auf deinen Atem zu achten … Und stell dir vor, daß du mit jedem Ausatmen noch mehr loslassen kannst … Jedes Ausatmen trägt deine Gedanken und Sorgen mit sich fort … Du kannst dir das Mantra *Soham* sagen, ich bin. Sage zu dir selbst beim Einatmen *So* und beim Ausatmen *ham,* und wisse dabei, daß dieses ICH BIN bedeutet, daß du ganz bist, daß du so bist, wie du bist und daß du so gewollt und gut bist. *So – ham* … (lange Pause).

Wenn du diese Ganzheit in dir spüren kannst, möchtest du vielleicht auch anderen Menschen diese Ganzheit wünschen. Du kannst dieses wunderbare Gefühl, ganz zu sein, hinaus in die Welt atmen …

Vielleicht magst du schon jetzt deine Aufmerksamkeit wandern lassen … zu all den Menschen, die du liebst … Vielleicht zu den Mitgliedern deiner Familie, denen du wünschen kannst, daß auch sie ganz sein mögen. Du kannst zunächst ein Bild deiner Eltern heraufkommen lassen, unabhängig davon, ob sie noch leben, und du kannst ihnen wünschen, daß sie ganz sein mögen.

Sieh deinen Partner, deine Brüder und Schwestern, deine Kinder, deine Großeltern, schließ alle Familienmitglieder ein, die du einschließen möchtest, atme ein und atme aus und wünsche ihnen, daß sie ganz sein mögen … (lange Pause).

Und nun achte wieder auf deinen Atem … *So – ham* … Ich bin …

Vielleicht magst du dir jetzt das Bild eines Menschen vorstellen, dem du vergeben möchtest … Vielleicht bist du dir noch nicht sicher, ob du es wirklich tun willst, und du kannst es dann gleich probeweise tun … Sieh dir das Bild dieser Person an, und sage dir: »Ich vergebe dir«, und spüre in dir nach, wie sich das anfühlt … Du kannst bei jedem Ausatmen sagen: »Ich vergebe dir« … und in dich hineinspüren … Vielleicht kannst du schon jetzt bemerken, daß dir etwas leichter ums Herz wird und daß es etwas mehr Platz in deinem Inneren gibt …

Nun kannst du dir jemand vorstellen, den du um Vergebung bitten möchtest, und du kannst diese Person jetzt bitten, dir zu vergeben … Sage dir bei jedem Ausatmen: »Bitte vergib mir« …

Und nun laß vor deinem inneren Auge ein Bild von dir selbst entstehen und bitte dich selbst um Vergebung. Sage dir deinen Namen und: »Ich vergebe dir« …

Während du jetzt weiter ein- und ausatmest, kannst du dir selbst und allen Menschen Reinheit und Ganzheit wünschen …

Nun laß ein Bild auftauchen von unserem wunderbaren Planeten, sieh, wie die Erde im Weltraum schwebt zwischen all den Sternen, und wünsche der Erde Ganzheit und Liebe. Immer wenn du ausatmest, kannst du der Erde Ganzheit und Liebe wünschen … Und du kannst deine eigene bedingungslose Liebe auf diese Erde schicken wie die Sonne ihre Strahlen …

Nun atme weiter ein und aus und laß dich ganz auffüllen mit Licht und Liebe. Du kannst beim Einatmen »Licht« und beim Ausatmen »Liebe« zu dir sagen … Und vielleicht kannst du jetzt ein Gefühl in dir aufkommen lassen, mit dem du den gesamten Planeten liebevoll umarmst …

Dann nimm dir Zeit wieder hierherzukommen und wieder hier zu sein, reck und streck dich ein wenig, bewege Hände und Füße, und komm zurück in diesen Raum, erfrischt und wach.

5 Mit Pinsel, Farben und Stiften die Seele reinigen

Wenn wir uns von schmerzhaften Gefühlen, überkommenen Vorstellungen, Einschränkungen oder Schuldgefühlen befreien und reinigen wollen, können uns Buntstifte, Wachskreiden und Aquarellfarben oder andere Materialien zum bildnerischen Gestalten helfen. Unsere Seele spricht in Bildern zu uns, wie wir aus Träumen, aber auch aus Zwangsvorstellungen, Tagträumen, Phantasien und Ängsten wissen. Umgekehrt drücken Bilder, die wir malen, viel besser aus als tausend Worte, was uns bewegt und in uns vorgeht. Bilder können uns helfen, Zugang zu dem verborgenen Bereich unserer Seele zu finden, und sie können uns heilen.

Wahrscheinlich werden viele von Ihnen, liebe Leser, jetzt denken: »Schön und gut, aber leider kann ich nicht malen.« Ich kann Sie trösten: Sie müssen es auch gar nicht können. So wie Sie malen, ist es gut. Genauso soll es sein.

Sie können das jetzt gleich ausprobieren. Stellen Sie sich eine Musik an, die Sie mögen. Eine Musik, die Ihnen richtig gut gefällt, und nehmen Sie sich etwas Zeit für die Auswahl. Legen Sie dann einen Tisch, z. B. Ihren Eßtisch, ganz mit Papier oder Tapete aus. Sie können Packpapier nehmen oder sich in einem Zeichenpapiergeschäft besonders große Bögen kaufen. Legen Sie sich jetzt Wachsmalkreiden oder einen dicken Borstenpinsel und Tuschfarben zurecht.

Wenn die Musik erklingt, malen Sie dazu auf das Papier.

Nichts Konkretes, sondern einfach Schwünge, Linien, Punkte, Gekritzel, alles, was aus Ihnen herauswill. Es geht hier nicht um das Ergebnis, sondern um den Prozeß des Malens. Lassen Sie sich überraschen, wie Sie sich dabei fühlen.

Ein andermal können Sie natürlich auch ganz bewußt Ihre Gefühle aufmalen. Oder einen Traum. Oder einen Wunsch, den Sie schon lange haben und der Ihnen wirklich am Herzen liegt.

Besonders heilsam ist das Malen von Märchenmotiven. Haben Sie vielleicht ein Lieblingsmärchen? Wenn ja, malen Sie die Stelle auf, die Ihnen am besten gefällt. Und die, die Sie am schrecklichsten finden. Sie können auch eine vertraute Person bitten, Ihnen ein Märchen vorzulesen oder zu erzählen, das diese für Sie aussucht oder das Sie selbst auswählen. Malen Sie auch hierzu die Stelle, die Sie am meisten berührt. Sie können das Bild dann dieser vertrauten Person zeigen und sie bitten, alles, was ihr zu diesem Bild einfällt, in Stichworten oder Sätzen aufzuschreiben. Schreiben Sie selbst dann aus diesen Assoziationen einen Merksatz für sich selbst oder eine kleine, einfache Geschichte. Sie können sich überraschen lassen, wieviel reinigende Weisheit aus Ihrem eigenen Bild zu Ihnen spricht.

Mandalas

Als sehr wirkungsvoll erlebe ich selbst seit Jahren das Malen von Mandalas. Das Wort *Mandala* kommt aus der altindischen Sprache Sanskrit und bezeichnet einen Kreis, der einen geistigen Inhalt symbolisiert. Mandalas sind uralte Meditationszeichen, die alle von einem Kreis oder Punkt ausgehen. Ein Punkt ist der symbolische Ursprung von uns allen, denn jeder Mensch ist nach der Zeugung zunächst ein Punkt, und das erste, was ein Kind malt, wenn es einen Stift bekommt, ist ein Punkt. Später entstehen Kreise und Kreuze, wie jeder beobachten kann, der selber Kinder aufwachsen sieht.

Aber schon bevor es Menschen gab, sind Mandalas in der Natur vorgekommen: in Blüten und Schneekristallen, in Schneckenhäusern und Spiralnebeln, in Stengelquerschnitten und Früchten. Ja, die ganze Welt ist ein Mandala. Seit es Menschen gibt, haben nicht nur Kinder in aller Welt spontan Mandalas gezeichnet. Auch Erwachsene haben sich Mandalas geschaffen, die sie in die Natur und in ihre Tempel legten, in ihre Gotteshäuser und Kirchen malten. In allen Kulturen der Welt sind solche Meditationszeichen entstanden, um den Geist zu beruhigen, sich auf das Wesentliche zu konzentrieren, aber auch, um sich zu heilen und zu reinigen. Es gibt inzwischen viele Bücher über Mandalas und auch Malblöcke zum Ausmalen von historischen oder heute erfundenen Mandalas (z. B. R. Dahlke: *Mandalas der Welt,* S. Fincher: *Mandala-Malen* usw., siehe Literaturverzeichnis).

Ich möchte Sie hier dazu anregen, Ihre eigenen Mandalas zu malen, als Ausdruck Ihrer Seele, als reinigende Kraft, als Freude am Lebendigen, an Farben und Formen. Sie benötigen hierzu wieder Papier, das möglichst quadratisch sein sollte und gern verschiedene Farben haben kann (Tonpapier). Außerdem Farbstifte oder Tusche, Wachsmalkreiden oder andere Farben Ihrer Wahl.

Beginnen Sie dann mit einem Mittelpunkt, und ordnen Sie um diesen Farben und Formen so an, wie Ihnen Ihr Gefühl das vorschreibt. Lassen Sie sich einfach treiben, und bewerten Sie nichts.

Versehen Sie Ihr Mandala mit einem Datum und, wenn Sie wollen, mit einem Titel. Auf diese Weise können Sie sich ein Mandala-Tagebuch zulegen. Sie können sich aber auch für jeden Monat, den jeweiligen Stand des Mondes oder jede Jahreszeit ein Mandala vornehmen, das Sie nach und nach gestalten. Dabei müssen Sie sich natürlich nicht auf Farben beschränken. Man kann Mandalas auch auf dem Waldboden ausbreiten, mit Naturmaterialien auf ein Filztuch legen oder am Strand anfertigen, mit allem, was dort gerade zu finden ist. Sie können Ihr Mandala auch aus Stoff aufnähen oder mit Sand auf den Boden rieseln. Ich habe wenige Menschen getroffen, die keinen Spaß daran fanden, und ich bin sicher, daß Mandalas die innere Reinigung unterstützen.

Der nachfolgende Text von Kamala Murty gibt mir recht. Zur inneren Reinigung empfiehlt er ein Flammenmandala und schreibt: »In mir brennt ein Feuer, das mich reinigt, wenn ich den Schmerz alter Wunden neu durchlebe. So überwinde ich den Schrecken, der von immer wiederkehrenden Ängsten ausgeht. Am Ende des Läuterungsprozesses erwarten mich Klarheit und die von allen falschen äußeren Schichten befreite Schönheit meines wahren Selbst … Ich male von außen nach innen, wobei ich mehrere Flammenkreise überwinden muß … Systematisch zerstöre ich die Anforderungen des entfremdeten Rollenspiels, das mir übergestülpt ist. Ich spüre den Schmerz, den das Ausmerzen von altvertrauten Aspekten meiner Persönlichkeit verursacht. Gleichzeitig aber erfahre ich eine wachsende Leichtigkeit und Freiheit. Wenn ich endlich zu dem inneren Bereich vorgestoßen bin … erlebe ich das aufbauende Glück, mich so vorzufinden, wie ich wirklich bin und wie ich mich fortan ehren will.« (Murty S. 156)

Wenn Sie Ihr Mandala fertig haben, betrachten Sie es noch eine Weile still für sich. Lassen Sie es einfach auf sich wirken, und lauschen Sie der Resonanz, die es in Ihrem Inneren auslöst.

Symbole und Farben im Mandala

Wer ein Mandala malt oder ausmalt, legt oder betrachtet, wird immer wieder mit Farben und Formen, die wiederum Zahlen ausdrücken, befaßt sein. Ich möchte an dieser Stelle deshalb etwas über die Symbolik der häufigsten Formen und Farben aussagen.

Der Kreis

Ein Kreis hat, wie der Punkt, keinen Anfang und kein Ende. Er ist somit ein Symbol der Unendlichkeit und Vollkommenheit, ein Symbol Gottes. Gleichzeitig umfängt der Kreis, schützt und vermittelt uns ein Gefühl ganzheitlicher Geborgenheit. In seiner Unendlichkeit ist der Kreis das Symbol des Himmels, des Kosmischen und der Ewigkeit, die uns trägt und birgt. Der Kreis steht für das Ganze, Geordnete und Getragene, für die große unendliche göttliche Ordnung.

Kreise kommen in der Natur in Blumen, Stengelquerschnitten und Früchten vor. Auch Sonne und Mond, auch die Sterne erscheinen uns kreisrund. Der Kreis gehört neben dem Kreuz zu den ältesten Symbolen überhaupt. Er begleitet die Menschheit schon seit Jahrtausenden. Der Kreis kann uns zu unserer

Mitte führen, trösten und heilen. Er ist die Eins und das All-Eine.

Das Quadrat

Diese Form mit ihren vier rechten Winkeln und ihrem Gleichmaß an Länge und Breite hat etwas sehr Stabiles, Ruhiges und Begrenztes. Während der Kreis seinen Bezug zum Himmel hat, symbolisiert das Quadrat Erde, Materie, etwas Festes und Fundamentales. Es strahlt Ruhe und Sicherheit aus, aber auch Härte und Enge. In der Natur gibt es keine Quadrate. Der Mensch ist Schöpfer dieser Figur, er steckt Quadrate ab oder behaut Steine zu Quadern. Der Mensch ist es, der eingrenzt, festlegt, absteckt, ordnet. So können wir das Quadrat auch als Inkarnation des Selbst sehen – unser Symbol dafür, uns im Alltäglichen mit all seinen Ecken, Kanten und Eingrenzungen dennoch zurechtzufinden und zu verwirklichen.

Im Quadrat finden wir die Zahl Vier. Es gibt vier Jahreszeiten und vier Himmelsrichtungen, vier Winde und vier Elemente. Die Vier hilft uns, einzuordnen, aufzuteilen, zu erkennen. Gott hat im Hebräischen (und bei uns) vier Buchstaben, und in Altchina hatte die kaiserliche Residenz vier Tore. Die Tempel haben oft vier Eingänge, und fast alle tibetischen Mandalas zeigen auch das Quadrat mit den vier symbolischen Toren.

Die Kulturanthropologin Angeles Arrien beschreibt in *Der vierfache Weg* das Gelangen zur Selbsterkenntnis und zur Entdeckung der inneren Kräfte, die sich in den vier Archetypen Krieger, Heiler, Seher und Lehrer ausdrücken.

Das Dreieck

Ein Dreieck besteht aus einer Basis und zwei Diagonalen, die die Basis überdachen. Es ist eine außerordentlich dynamische, Bewegung ausdrückende Figur. Ein Dreieck kann nach oben oder nach unten weisen, drückt aber dennoch Balance aus. Nach oben zeigende Dreiecke werden männlich genannt, sie sind Symbol für Kraft und Stärke, für Feuer und Hitze, aber auch für Erleuchtung. Das nach unten weisende »weibliche« Dreieck symbolisiert dagegen Wasser und weibliche Geschlechtskraft. Im Bereich des Hinduismus ist dieses Zeichen ein Symbol für *Yoni,* das weibliche Geschlechtsteil, den Mutterschoß.

Das Dreieck symbolisiert die Zahl Drei, die bei vielen Völkern als Synthese der Eins und der Zwei gilt. Sie ist damit ein Sinnbild der Vermittlung, aber auch der ursprünglichsten Beziehung von Vater, Mutter und Kind.

In vorchristlicher Zeit schützte man sich mit Dreiecken vor bösen Geistern und Dämonen. Dreiecke symbolisieren auch Zelt und Haus, die uns ja ebenfalls beschützen und vor Bösem bewahren. Aus der christlichen Tradition kennen wir den dreieinigen Gott, Vater, Sohn und Heiliger Geist. Glaube, Liebe und Hoffnung gelten als die drei großen Tugenden der Christen.

Viel älter ist jedoch die dreifaltige Göttin: die weiße Jungfraugöttin und Frühlingsgöttin Persephone, die dem zunehmenden Sichelmond zugeordnet ist, die rote Mutter- und Liebesgöttin Demeter, die dem Sommer und dem Vollmond entspricht, und die schwarze Todesgöttin Hekate, die alt und weise ist und für den Neumond und den Herbst steht. Diese Dreiheit versinnbildlicht die drei Wesenheiten der einen Göttin und gleichzeitig den Wandel der Jahreszeiten und des

Schicksals, dem es sich im Zeichen der Göttin anzuvertrauen gilt. Das Dreieck verbindet Vergangenheit, Gegenwart und Zukunft, es enthält Anfang, Ende und Neubeginn.

Farben

Unsere Ausdrücke für Farben sind sehr beschränkt. Rot kann sanftes Purpur oder grelles Knallrot sein. Daher sind die folgenden Erläuterungen für den Einzelfall immer zu relativieren. Wichtig ist, daß Sie jeweils selber prüfen: Wie wirkt diese Farbe auf mich? Was löst der Anblick dieser Farbe in mir aus? Und vor allem: Welche Farbe würde mir jetzt guttun? Umfassende Information über Farben und ihre Symbolik finden Sie bei Ingrid Riedel (s. Literaturhinweise im Anhang).

Rot

Rot ist die älteste Farbe, und als Blut tragen wir sie immer bei uns. Schon der Neandertaler benutzte sie, um die Leiber der Toten damit zu bestreuen. Rot ist das Blut. Es fließt bei der Geburt und beim Tod, Rot ist Leben und Liebe. Und Rot ist die Lieblingsfarbe der meisten Menschen.

Allgemein gilt Rot als aggressiv, aber auch kraftgeladen, als Ausdruck des Feuers und der Liebe, des Lebens und des Todes. Rot ist die Farbe der Muttergöttin, aus der alles Leben hervorgeht, aber wer zuviel rotes Blut verliert, ist dem Tod geweiht.

Gelb

Gelb ist die Farbe der Sonne, eine heitere, wärmende Farbe, wenn es sich um Goldgelb handelt. Gelb ist aber auch der Neid, was vermutlich auf die »gelbe Galle«, das Kennzeichen der zu cholerischen Wutausbrüchen neigenden Menschen zu-

114

rückzuführen ist. Ähnlich wie bei Rot kann man auch von »Lebens-Gelb« und »Todes-Gelb« sprechen. Ersteres wäre mit der Sonne und ihrer lebensspendenden Kraft, letzteres mit Wut, Neid und Krankheit verbunden. Max Lüscher nennt Gelb in seinem Farbtest eine auf Neues und Modernes bezogene, in die Zukunft drängende Farbe. Ein helles, sanftes Lichtgelb ist für viele Menschen mit Unschuld und Reinheit verbunden.

Blau

Bei Blau denken viele Menschen an Himmel, aber auch an Wasser. Wasser steigt ja zum Himmel auf und hat seine blaue Farbe auch nur bei blauem Himmel. So können wir Blau als eine Farbe unbegrenzter Ferne und Tiefe sehen. Blau hat auch immer etwas Wunderbares an sich, etwas Unbestimmtes, nach dem wir uns sehnen, wie z. B. die »blaue Blume« oder die »Fahrt ins Blaue«.
Blau ist oft mit angenehmer Kühle assoziiert, und Lüscher hat beobachtet, daß gerade kranke und erschöpfte Menschen sich nach der blauen Farbe sehnen. Der Maler Kandinsky sieht in Blau die Vertiefungsfarbe, die im Menschen die Sehnsucht nach Reinem und Übersinnlichem weckt.

Grün

Grün ist als Farbe älter als Mensch und Tier, denn Pflanzen leben schon Millionen Jahre länger auf diesem Planeten als Tiere und Menschen mit ihrem roten Blut. Grün mischt sich aus Gelb und Blau, aus Sonne und Himmel. Es erinnert uns an Wiesen und Wälder, an Wachstum und Leben. Viele Menschen erleben Grün als besänftigend und freundlich, als erfrischend und friedvoll. Grün ist dem Herzchakra zugeordnet. Nach einem langen Winter, auch im symbolischen Sinn, sehnen sich alle Menschen von Herzen nach Grün, das neues Leben und Hoffnung symbolisiert. Mit Grün verbinden uns »Baumgefühle«, Geborgenheit und Schutz, etwas, was viel älter ist als wir und immer wieder von Neuem entsteht.

Ohne Grün wäre die Welt ein trostloser Ort. Grün ist eine Farbe der Versöhnung und Heilung.

Braun

Erde ist braun und heruntergefallenes Laub, das zu Erde wird. Braun bedeutet Herbst und Abschied, aber auch Kot, Unterirdisches, Geborgenes, Nüsse, Wurzeln, Knollen. Braun ist eine warme Farbe und erinnert viele auch an Tiere mit braunem Fell, insbesondere Bären, die als Teddys vielleicht einmal Lieblingstier waren. Nach Lüscher präsentiert Braun die vitale sinnliche Empfindung, eine positive Einstellung zum Körper, sinnliche Befriedigung und Genußfähigkeit. Ist es Zufall, daß viele Genußmittel von brauner Farbe sind?

Braun ist die Farbe von »Mutter Erde«, aber auch von Kargheit und Armut, denn braune Erde macht nicht satt, obwohl sie schon alle Keime der zukünftigen Vegetation in sich trägt.

Orange

Gemischt aus Gelb und Rot, erinnert uns Orange an die auf- oder untergehende Sonne und an Apfelsinen, die ebenfalls viel Sonne für ihr Gedeihen brauchen. Orange vereint die Vitalität des Rot mit der Leuchtkraft des Gelb. Orange strahlt Energie aus und soll, so Ingrid Riedel, von energischen und gesunden Menschen geliebt werden. Orange hat eine besondere Beziehung zum Feuer, wirkt warm, erregend und freudig angenehm.

Orange gilt auch als Erleuchtungsfarbe und wird von den indischen Mönchen getragen. Irdisch sachlich betrachtet, ist Orange eine Signalfarbe, die von Müllmännern, Straßen- und Gleisarbeitern getragen werden muß. Heimendahl (zitiert nach Riedel 1983) beschreibt Orange als eine Farbe die wohltut, weil sie Konflikte entspannt und die heitere, leichte und frohe Seite des Lebens hervorhebt.

Violett

Bei Sonnenuntergängen können wir ab und zu großflächiges Violett am Himmel beobachten. Gemischt aus weiblichem Rot und männlichem Blau, hat Violett etwas Mystisches, Zauberhaftes und Überirdisches. Nach Lüscher drückt die Farbe unseren Wunsch nach Magie und Verschmelzung aus. Schwangere Frauen sollen Violett bevorzugen, genauso Kinder vor der Pubertät und gleichgeschlechtliche Paare. Der violette Amethyst ist mit Sterben und Leid, aber gleichzeitig mit Wiederauferstehung und Wandlung assoziiert. Er verkörpert mit seiner violetten Farbe den Weg durch das Kreuz zu neuem, ewigem Leben.

Viele Farbpsychologen beschreiben Violett als »doppelgesichtig«, als traurig und schöpferisch zugleich. Wenn Blau das Göttliche und Himmlische symbolisiert und Rot das Menschlich-Irdische, dann ist Violett die sinnvolle Einheit aus beidem, das Göttliche in uns.

Schwarz

Schwarz, die Farbe der Nacht und Dunkelheit, wird häufig mit dem Tod assoziiert. Es ist die Farbe der Depression, und viele Menschen erleben »ein schwarzes Loch«, in das sie fallen.

Finsternis und Schatten sind mit Schwarz assoziiert. Ingrid Riedel weist darauf hin, daß wir mit Worten, die von schwarz abgeleitet sind, wie z. B. schwarze Messe, schwarzfahren, anschwärzen, Schwarze Magie, schwarzes Schaf, etwas ursprünglich Gutes, Wertvolles, ja Heiliges, wie z. B. die Messe, nachträglich schlechtmachen. Warum fürchten wir uns vor Nacht, Tod und Dunkelheit? Symbolisiert diese Farbe nicht unser Nichtwissen, das große Geheimnis, das Unbewußte?

Schwarz ist genauso Dunkelheit wie Läuterung, aber auch unendliche Fruchtbarkeit. Es ist die Farbe der Verkohlung und Verwandlung durch das Feuer, die Farbe des Todes, aber auch der ewigen Wiedergeburt und des dauernden Wandels. Wenn wir uns unsere dunklen und Schattenseiten ansehen, werden wir neue Erfahrungen machen, den Sinn von Tag und Nacht erkennen.

Weiß

Wie Schwarz die Nacht symbolisiert, ist Weiß für uns mit Licht und Tag verbunden. Lichtgottheiten und Engel sind weiß. Weiß leuchtet, ist Erleuchtung und Erlösung, Heiliges. Weiße Kleider werden bei Übergangsriten wie Taufe, Kommunion und Hochzeit getragen. Weiß ist mit Offenheit und Unparteilichkeit assoziiert, eine Farbe, die bereit ist, sich allem hinzugeben, Neutralität zu wahren. Reinheit und Unschuld werden mit Weiß in Verbindung gebracht. Es ist aber auch die Farbe, die alles Bunte ausschließt und daher auch mit dem Tod in Berührung steht.

Salz ist weiß und wird in Japan als Symbol der inneren Reinigung gebraucht, indem man es auf Türschwellen und Brunnenränder streut oder sogar auf dem gesamten Boden verteilt, um die Atmosphäre nach der Anwesenheit unangenehmer Personen zu reinigen. Weiße Blumen und Steine symbolisieren Reinheit und Klarheit genauso wie weiße Tiere. Weiß ist die Farbe der Auferstehung – wir kommen aus dem Licht und kehren ins Licht zurück.

6 Ernährung und Reinigung

Viele Menschen machen sich heute Gedanken über ihre Nahrung. Wie ich im ersten Kapitel dieses Buches schon aufgezeigt habe, ist es oft nicht einfach, reine und gesunde und unreine bzw. ungesunde oder mit Giften belastete Nahrung voneinander zu unterscheiden. Was für unser Auge rein und gesund aussieht, muß nicht unbedingt die am besten geeignete Nahrung sein.

Warum essen und trinken wir überhaupt? Natürlich um uns am Leben zu erhalten, um uns mit Lebensenergie zu versorgen. Aber gibt es nicht auch viele andere Gründe für unser Essen? Essen wir nicht auch aus Gesellschaft, aus Langeweile, aus Einsamkeit, aus Frust, aus Ärger oder aus Lust?

Jeder weiß, daß unsere seelische Befindlichkeit unsere Nahrungsaufnahme beeinflußt. Wenn wir körperlich krank sind, essen wir in der Regel wenig und haben oft Appetit auf ganz bestimmte Dinge. Tatsächlich sind es oft die Nahrungsmittel, die uns auch helfen können, wie z. B. Fruchtsaft und frisches Obst bei Fieber.

Wenn sie verliebt sind, essen manche Menschen sehr wenig, andere bekommen richtig Appetit. Bei Angstzuständen denkt niemand ans Essen, es sei denn, es kann unbewußt hineingestopft werden wie ein Schnuller und uns beruhigen: Deshalb sind Chips beim Fernsehen so beliebt. Wer nichts zum Knabbern hat und aufgeregt ist oder sich langweilt, nimmt dann manchmal die eigenen Fingernägel.

Viele Menschen essen auch aus Sehnsucht nach Liebe und Anerkennung. Sie erhoffen sich von der Nahrungszufuhr den Trost, den sie von Menschen zur Zeit nicht bekommen. Andere Menschen hören bei Trauer oder Liebesentzug ganz auf zu essen. Tiere tun dies auch. Es wird deutlich, daß unser Körper von unserer Seele und unserem Geist beeinflußt wird. Mit unseren Gefühlen und unserem Willen und unseren Gedanken können wir unseren Körper verändern und beeinflussen. Dies geschieht in der Regel unbewußt, kann jedoch auch bewußt geschehen.

Beobachten können wir auch, daß es Menschen gibt, die ihren Körper schlecht oder gar nicht wahrnehmen. Immer mehr Kindern fehlt die Tiefenwahrnehmung, das heißt, sie fühlen nicht oder schlecht, wenn ihnen körperlich etwas zugefügt wird wie Druck oder Stechen. Sie spüren ihren eigenen Körper ungenau oder gar nicht. Auch die Wahrnehmung von Hunger und Durst bzw. Sättigung ist vielen Menschen abhanden gekommen. Manche haben »nie«, andere »immer« Hunger. Es gibt auch Frauen, die sich mit 35 Kilo Körpergewicht als zu dick erleben. »Essen und trinken hält Leib und Seele zusammen«, sagt ein Sprichwort. Und das soll wohl bedeuten, daß zu einem Wohlbefinden auf körperlicher und seelischer Ebene das Essen gehört.

Jede Nahrung enthält neben der für uns notwendigen Energie immer auch Gifte – selbst dann, wenn es sich um kontrolliert biologisch angebaute Gemüse handelt. Normalerweise werden diese Giftstoffe vom Körper problemlos ausgeschieden – dies ist ja der Zweck der Verdauung. Wer jedoch zuviel ißt, überlastet den Körper. Er ist dann unfähig, die Giftstoffe abzubauen, und diese lagern sich in den Fettschichten an.

Allen Menschen, die sich auch körperlich reinigen wollen, wird daher empfohlen, geringe Mengen reiner Nahrung wie frisch angebautes Obst und Gemüse oder Salate aus Wildkräutern zu genießen und außerdem viel Wasser zu trinken. Acht Minuten lang abgekochtes Wasser ist besonders geeignet, Giftstoffe aus dem Körper zu spülen. Es sollte warm getrunken werden. Auch Fastenkuren dienen der Reinigung. Sie sollten allerdings nur nach eingehender Beratung durchgeführt werden.

Wenn heute so viele Menschen an Eßstörungen leiden, zeigt dies meiner Meinung nach, daß wir aus dem Gleichgewicht geraten sind und uns die Balance fehlt. So sind Eßstörungen für mich immer Ausdruck einer tiefen Verwirrung, die darauf beruht, daß wir uns von unseren Wurzeln, der Natur und unserer Verbindung zu dieser »großen Mutter« abgetrennt haben. Wer sich eins mit allem fühlt, wird weder zuviel noch zuwenig essen und auch nicht an Eßstörungen leiden, sondern die gegebenen Nahrungsmittel dankbar annehmen, ohne etwas zu verschwenden. Wer die Natur liebt und sich ihr zuwendet, wird einfache Nahrungsmittel bevorzugen, künstliche Zusatzstoffe und Aufbereitungsarten vermeiden und sich bei jedem Essen fragen: Dient es mir, und schadet es niemand? Das ist sicherlich leichter gesagt als getan. Die wenigsten Menschen haben heute einen Garten, in dem sie Gemüse anpflanzen können. Jeder hat allerdings heute die Möglichkeit, sich Erzeuger-Verbraucher-Gemeinschaften anzuschließen, die sich zum Ziel gemacht haben, die Erde nicht weiter auszubeuten und gesunde Nahrung anzubauen. Ein solcher Zusammenschluß schafft nicht nur Essen herbei, sondern bringt auch die Möglichkeit mit sich, die Entfremdung von der Natur aufzuheben, sich den natürlichen Rhythmen wieder anzupassen und in der Gemeinschaft mit anderen Erlebnisse zu haben, die Körper und Seele zusammenführen und Freude und Dankbarkeit erleben lassen. Ernte-Dank-Feste sind wohl die schönsten Erlebnisse dieser Art.

Viele Menschen verbinden heute Natürlichkeit oder Einfachheit mit Verzicht. Sie übersehen dabei, daß bewußter Verzicht neue, ungeahnte Möglichkeiten der Freude und Erfüllung mit sich bringt, ja, daß Verzicht Reichtum mit sich bringen kann. Blinder Konsum macht uns unglücklich und zerstört Körper und Seele – das können wir heute allerorten beobachten. In allen Überflußgesellschaften Europas und Amerikas gibt es Haß und Gewalt in nie dagewesenem Ausmaß, und eine Vielzahl von Menschen fühlt sich unglücklich und unzufrieden.

Freude, Glück und Zufriedenheit strahlen Menschen aus, die sich ihre Einfachheit und Natürlichkeit bewahrt haben, wie das von unserer Zivilisation weitgehend unberührte Völker bis heute tun – ich denke da z. B. an das Volk von Ladakh oder Menschen, die sich in unserer heutigen Kultur bewußt für ein anderes Leben entschieden haben. Ein solches Leben bringt von selbst eine Reinigung mit sich: Reinigung von Überflüssigem und Unnötigem auf der materiellen Ebene, aber auch Reinigung von Gefühlen, die dann nicht mehr wichtig sind, wie Intoleranz, Haß und Verachtung. Dies bezieht sich nicht nur auf andere Menschen, sondern vor allem auf uns selbst.

Wenn wir uns selbst mit unseren Fehlern, unserer Gier und Habsucht, unserem Sosein wirklich liebevoll annehmen können, uns verzeihen und tolerieren, unseren Schatten umarmen und akzeptieren, dann sind wir auch innerlich gereinigt. Dann werden wir das essen und trinken, was uns guttut, in den Mengen, die uns guttun. Wir werden einfach achtsamer sein, unserem Körper mit Achtsamkeit begegnen und alles, was uns umgibt, achten.

Wenn Sie zum Beispiel, angeregt durch die Lektüre dieses Buches, im Anschluß daran zu einem Spaziergang aufbrechen und nichts weiter tun, als achtsam auf alles zu achten, was Ihnen begegnet, wird sich in Ihrem Leben etwas verändern. Sie werden einem Baum begegnen, anstatt einfach nur vorbeizugehen, Sie werden eine Pflanze beachten, anstatt sie zu übersehen, und Sie werden von überallher Botschaften empfangen, Denkanstöße, Anregungen. Sie werden Ehrfurcht vor allem Leben entwickeln, und viele Fragen werden sich auftun. Sie werden aber auch Menschen finden, mit denen Sie reden können, mit denen Sie Ihre Ängste und Sorgen teilen. Sie werden Fülle statt Leere erleben, für sich selber sorgen, ohne andere zu verletzen. Sie werden Ihren eigenen Weg finden, im Einklang mit der Natur, im Einklang mit Licht und Schatten und sich selbst.

Über Nahrung und Essen wird heute sehr viel geredet und diskutiert. Ich finde, daß Achtsamkeit und Liebe auch in bezug auf unser täglich Brot von höchstem Wert sind. Wenn wir dem Schöpfer alles Lebens, der Großen Göttin oder wie immer Sie für sich den Ursprung unseres Seins bezeichnen, mit Liebe und Achtsamkeit begegnen, werden wir auch einen Weg finden, uns mit Liebe, Dankbarkeit und Achtsamkeit zu ernähren. Wenn wir denen, die Nahrung anbauen, mit Liebe und Achtsamkeit begegnen und uns mit ihnen zusammentun, um uns wieder in natürliche Rhythmen und Zusammenhänge einzugliedern und der Natur zu begegnen, werden wir von selbst das essen, was uns guttut und heilt.

Ich meine das ganz konkret: Haben Sie schon einmal auf einem Biohof bei der Kartoffelernte geholfen? Die Kartoffel schmeckt danach anders und wird anders geachtet. Das Brot von einem Acker, den ich selber gesehen oder umgangen habe, ist nicht das, was ich achtlos im Supermarkt kaufe.

Um Nahrungsmitteln mit Achtsamkeit zu begegnen, müssen Sie jedoch nicht täglich einen Besuch auf dem Land machen. Wir können ohne jeden Aufwand täglich bewußt essen. Wir können danken, bevor wir etwas zu Munde führen, und schmecken, wenn wir etwas kauen. Wir können uns an Sonne, Erde und Schöpferkraft erinnern, wenn wir ein Gericht vor uns stehen haben, und wir können dafür beten, daß es uns nützt und guttut. Wir können gewahr werden, was alles nötig ist, um dieses Essen entstehen zu lassen, und wir können sicher sein, daß wir es als Teil dieses großen Ganzen genießen dürfen. Auf diese Weise kann Nahrung eine völlig neue Qualität erhalten.

TEIL II

Die Reinigungssysteme
des Körpers
aus ganzheitlicher Sicht

7 Über die Einheit von Körper, Geist und Seele

Es gibt unendlich viele Ansätze, wie wir den Körper und seine Funktionen betrachten können, und es ist immer wieder erstaunlich, wie wenig wir beim genaueren Hinschauen darüber wissen. Die Haltung zu unserem Körper, unserem einmalig kostbaren Besitz, ist zwiespältig. Wir betrachten ihn fasziniert, aber auch mit Scheu, sei es aufgrund alter Tabus, sei es, weil uns seine Funktion und sein Aufbau als zu kompliziert erscheinen. Erst, wenn wir krank werden oder ein Bereich Schmerzen verursacht und sich so deutlich meldet, daß wir seine Stimme nicht mehr überhören können, beginnen wir, ihn wahrzunehmen. Dann soll möglichst rasch jemand von außen sehen, warum die Schmerzen da sind, und uns ein Wundermittel geben, damit wir ohne Schwierigkeiten und Beeinträchtigungen und vor allem ohne grundlegende Veränderungen so weiterleben können wie bisher. Bereits in den jahrtausendealten Lehren des Ayurveda, dem heiligen Wissen *(Veda)* vom Leben *(Ayus)*, wird der Körper mit einem Wagen verglichen, der gut gepflegt lange Zeit zu gebrauchen ist.

Haben wir vielleicht diesen Gedanken aus dem Zusammenhang herausgenommen und gründlich mißverstanden?

Wenn wir uns an einem Samstagnachmittag in einer typischen Siedlung hier im Westen umsehen, so entdecken wir ein merkwürdiges Phänomen: Erwachsene Männer waschen, polieren und pflegen ihr Auto stundenlang mit einer fast meditativen

Andacht. Sie verwenden viel Mühe darauf, ihr Auto in Schuß zu halten. Sicher ist es auch scheckheftgepflegt, kommt regelmäßig zur Inspektion, bekommt sauberes Benzin, auch wenn es ein bißchen teurer ist, und jedes kleine Geräusch wird gewissenhaft registriert und untersucht. Ölwechsel ist ebenso selbstverständlich wie das Umrüsten im Wechsel der Jahreszeiten. Holprige Straßen werden vermieden, da die Stoßdämpfer darunter leiden könnten, und im Extremfall bleibt das Auto sogar bei Regen und schlechtem Wetter in der ordentlich aufgeräumten Garage, wo griffbereit Werkzeug, Öl und andere Mittel für die innere und äußere Pflege aufgereiht sind.

Vielleicht richtet sich einer der Männer ab und zu mit schmerzverzerrtem Gesicht auf, da ihm der Rücken weh tut, aber er hat keine Zeit, sich ernsthaft damit zu beschäftigen, da es ja Wichtigeres gibt.

Obwohl Frauen schon eher bereit sind, sich mit ihrem Körper und seiner Gesunderhaltung zu beschäftigen, vor allem wenn Kinder da sind, haben auch sie oft immer wieder andere Vorwände und Ausreden, bis sie bereit sind, ernsthaft ihre Gewohnheiten zu ändern. Sicher ist eine gepflegte Wohnung, sind gesellschaftliche Verpflichtungen und Gewissenhaftigkeit im Beruf wichtig für das Wohlbefinden. Aber was nützt mir diese äußere Fassade, wenn sie nicht ein Spiegel meiner inneren Ordnung und Helligkeit ist? Was nützt mir ein traumhafter Garten, wenn es in mir öde, leer und traurig aussieht? Was nützt mir eine Wohnung, in der man vom Fußboden essen kann, wenn mein Körper, meine Seele und mein Geist mit Müll vollgestopft sind?

Es gehört viel Mut dazu, wenn ich beginne, aufzuräumen und die gut verschlossenen, außen auf Hochglanz polierten »Mülleimer« überhaupt erst einmal als solche wahrzunehmen und den Deckel anzuheben, ohne genau zu wissen, was zum Vorschein kommen kann.

In einem ersten Schritt muß ich mir bewußtmachen, daß ich etwas ändern will; dann folgt die Erkenntnis der Zusammenhänge, die ich vielleicht nur mit fremder Hilfe finde. Aber letztendlich bekommt dieser Prozeß nur einen Sinn, wenn aus der gewonnenen Erkenntnis heraus das bewußte Handeln erfolgt.

Bewußtwerdung ohne Handeln ist »halber Kram« und bringt uns nicht weiter. Diese Gedanken hören sich einfach und klar an, aber es ist unendlich schwer, sie immer wieder in die Tat umzusetzen. Ich muß eine »Ent-Scheidung« fällen, mich von lieb gewordenen Gewohnheiten trennen, Unannehmlichkeiten in Kauf nehmen und werde von einigen Mitmenschen nicht mehr als »nett« empfunden.

Ich habe das Etikett »nett« lange Zeit als ein großes Kompliment angesehen, während sich mir heute »alle Nackenhaare« sträuben, wenn mich jemand als »nett« bezeichnet. Nett ist pflegeleicht, manipulierbar, leicht auszunutzen und paßt sich den konventionellen Erwartungshaltungen bis zur Selbstaufgabe an. In meiner Praxis bemühe ich mich darum, meinen Patienten liebevoll und unvoreingenommen, aber auch mit der nötigen Klarheit und Konsequenz zu begegnen, und das empfinden nicht alle immer als nett! So behandle ich keinen starken Raucher, der immer wieder mit Husten und Schluckbeschwerden kommt, und keinen Patienten mit einer Bauchspeicheldrüsenerkrankung, der auf seinen halben Liter Wein und den Schnaps nach dem Essen nicht verzichten will. Ein Symptom ist immer die Sprache des Körpers, die wir nicht überhören sollten. Sie wird nicht verstummen, sondern immer lauter werden und sich an einer anderen, lebenswichtigeren Stelle bemerkbar machen.

Wir kennen das Phänomen der Symptomverschiebung im Zusammenhang mit Asthma und Neurodermitis, und auch auf der psychischen Ebene wird es immer wieder deutlich. Hierzu ein Beispiel aus der Praxis, das leider kein Einzelfall ist:

Eine Patientin litt an Höhenangst; sie wurde vor über einem Jahr mit undifferenzierter Energiearbeit und positiven Affirmationen »behandelt«. Sie fühlte sich dabei wohl, es war immer sehr angenehm und entspannend; die Abstände zwischen den Behandlungen wurden kürzer. Heute hat sie zwar keine Höhenangst mehr, kann aber statt dessen nicht mehr in geschlossenen Räumen sein und wird zusätzlich von unerklärlichen Panikattacken gequält. Da ist etwas lediglich zugedeckt worden; Erkenntnis und bewußtes Handeln wurden verhindert, und hier liegt die Verantwortung des Therapeuten. Tun unterliegt der Verantwortung des einzelnen, aber die Hilfestellung zur Selbsthilfe ist wichtig und not-wendig. Sie besteht unter anderem darin, die Quellen wieder zum Sprudeln zu bringen.

Im Märchen vom Teufel mit den drei goldenen Haaren wird gefragt, warum der Apfelbaum keine goldenen Früchte mehr trage. Die Antwort wird in der Hölle gegeben: Es ist eine Maus, die an der Wurzel nagt! Füttern wir nicht alle eines oder sogar mehrere solcher Nagetiere, die uns die Lebensenergie rauben, uns von ihr abschneiden? Müssen wir nicht erst einmal in das Dunkel hineingehen, in unsere Schattenanteile, um die Er-Lösung und die Antwort auf unsere Fragen zu finden?

Was kann ich nun selbst tun?

Hier sind wir beim Thema Reinigung. Meine innere Quelle, meinen inneren Reichtum, meine Kraft und Lebensenergie werde ich nur erkennen, wenn ich Körper, Seele und Geist als eine Einheit ansehe und Reinigung auf allen drei Ebenen stattfindet. Immer wenn ein Bereich überbewertet wird, bin ich nicht mehr in Harmonie, und damit fehlt die Grundlage für Gesundheit im Sinne von Heil-Sein, Ganz-Sein. Beginnen wir mit der Körperebene.

Wir können nicht von Gesundheit schlechthin sprechen, sondern nur von den unterschiedlich abgestuften Gesundheiten des Menschen. Wir fühlen uns schon rein körperlich in verschiedener Art und Weise gesund; so kann ich Rückenprobleme haben, während mein Herz und meine Atmung völlig in Ordnung zu sein scheinen; trotzdem wirken sich Störungen unterschwellig belastend aus. Jede einzelne Gesundheit erfordert wiederum andere Maßnahmen. Das natürliche Ausleiten von Schadstoffen und chemischen Ergänzungen in unseren Nahrungsmitteln, die nur noch begrenzt als Lebens-Mittel, als Mittel zur Lebendigkeit, bezeichnet werden können, ist gerade bei der heutigen Umweltbelastung lebens-not-wendig.

Um Reinigung auf der Körperebene erfahrbar zu machen, ist erst einmal ein Grundwissen der Anatomie und Physiologie notwendig. Ich will Sie nun nicht mit einer medizinischen Vorlesung quälen, sondern eine kleine Vorstellung davon vermitteln, welch ein Wunderwerk jeder einzelne von uns ist und mit welcher Perfektion diese Konstruktion arbeitet. Im Time-Life-Buch *Wunder der Wissenschaft* (1965) heißt es dazu:

»Der Gesamtmechanismus erscheint uns als ein Meisterwerk genauer Planung, als ein empfindlicher und komplexer Apparat, dessen verschiedene Teile als Einheit zusammenarbeiten und der damit Leistungen wie das Erklimmen eines Berges, den Bau einer Brücke oder die Komposition einer Symphonie vollbringen kann.«

Dennoch müssen wir uns in unserem hochtechnisierten Zeitalter voller Bescheidenheit immer wieder daran erinnern: Man kann alle Teile bis ins kleinste Detail nachbauen, und dennoch wird etwas Entscheidendes fehlen als Kennzeichen der Lebendigkeit. Es ist die Energie, welche die Inder als *Prana* bezeichnen, die Chinesen als *Qi* oder *Ki* und die in der Bibel beschrieben ist als der Odem *(Ruach),* den Gott dem Menschen einhauchte.

8 Unsere Haut –
Grenze zwischen innen und außen

Die Haut gehört zu den Sinnesorganen; über die Haut nehmen wir Kontakt zu unseren Mitmenschen und unserer Umgebung auf, reagieren auf Impulse und machen innere Vorgänge auf der Körperebene oft überdeutlich sichtbar. Reflexzonen haben einen Bezug zu inneren Organen, schmerzempfindliche Punkte weisen auf psychische Blockaden hin, die sich in den Muskeln manifestiert haben. Körperliche und psychische Geschehen zeigen sich »rein zufällig« in bestimmten Körperbereichen.

Wenn wir lange genug konsequent nach dem Warum fragen und die Sprache des Symptoms entschlüsseln, werden wir herausfinden, warum es sich gerade an dieser Stelle zeigen mußte und was es sagen will. Wir können nicht »aus unserer Haut heraus«; die Haut gilt als Spiegel der Seele; wir möchten manchmal aus der Haut fahren, und fahren klingt hier nicht gerade sanft; wir schlüpfen im Karneval in eine andere Haut, in der wir Dinge tun, zu denen wir sonst vielleicht nie den Mut haben; im Märchen wird der Robbenfrau die Seelenhaut gestohlen, und Hans-mein-Igel kann aus Liebe die schützenden, aber auch ausgrenzenden Stacheln ablegen. Es muß ein wärmendes Feuer brennen, und erst als er sich berühren und salben läßt, wird die darunter zum Vorschein kommende schwarze Haut weiß. Die Igelhaut wird gewaltsam verbrannt; es bedarf eines großen Feuers und dazu der vier Männer, die den Vorgang bewachen. Er muß sie zuerst einmal selbst ablegen und entscheidet, daß sie endgültig zerstört wird, er also nicht wieder hineinschlüpfen kann.

In den Märchen finden wir viele Hinweise auf die tiefere Symbolik der Haut. Vielleicht fällt Ihnen gerade jetzt ganz spontan eine bestimmte Geschichte ein? Dann nehmen Sie sich die Zeit, einmal ganz bewußt möglichst den Originaltext zu lesen. Warum fällt Sie Ihnen gerade jetzt ein?

Hat die Geschichte vielleicht etwas mit Ihnen oder Ihrer momentanen Situation zu tun? Nehmen Sie am besten gleich ein großes Blatt Papier und Buntstifte zur Hand, und malen Sie die Szene auf, die Sie am stärksten berührt. Betrachten Sie das Bild, und versuchen Sie, zu erspüren, was es Ihnen sagen will. Zeigen Sie es einem Menschen, zu dem Sie Vertrauen haben, und lassen Sie ihn beschreiben, was er darin sieht.

Aufbau und Funktion der Haut

Wenn nun die Haut solch ein subtiles Instrument ist, sollten wir ein wenig mehr über ihren Aufbau und ihre Funktionen wissen.

Die Haut *(Kutis)* schützt uns vor äußeren chemischen und physikalischen Einflüssen, aber sie schützt uns auch vor Austrocknung, und das ist wichtig, da der Mensch zu 70% aus Wasser besteht. Die Wärmeregulation erfolgt durch den Schweiß, der gleichzeitig Ausscheidungsfunktion hat. Sie ist Atmungsorgan, und nach reichlichem Knoblauch-Genuß hilft kein Duschen und Zähneputzen, sondern wir riechen »aus allen Poren«. Außerdem können wir über die Haut fettlösliche

Substanzen aufnehmen, also in Form von Ölen und Salben, ätherischen Ölen und Badezusätzen.

Die Gesamtoberfläche beim Erwachsenen beträgt ungefähr 1,6 m^2 bzw. 12% des Körpergewichts. Je nach Ort ist sie 1 – 4 mm dick; Haare und Nägel als »Hautanhanggebilde« entstehen aus der Oberhaut.

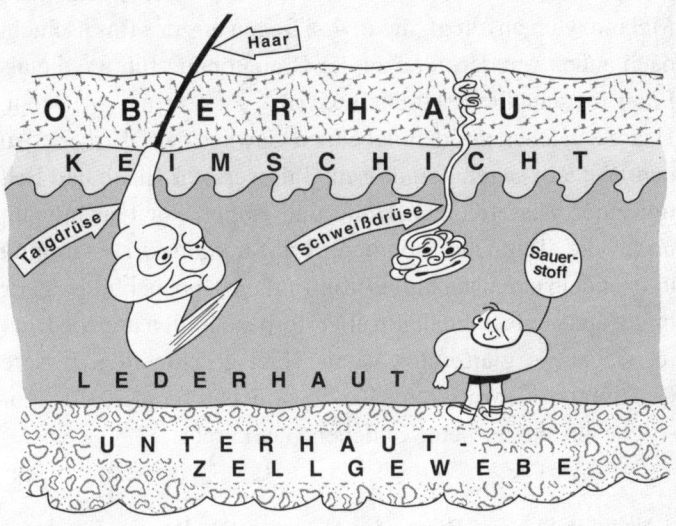

In der Basalschicht finden rhythmische Zellteilungsprozesse statt; vor allem in den vier Stunden nach Mitternacht, da der Körper dann Energie dafür frei hat. Im Zyklus von 27 Tagen wandern die Zellen an die Oberhaut, bilden die Hornhaut und werden als Schuppen abgestoßen. Die Haut des gesunden Menschen ist seit dem Geburtsvorgang mit Bakterien besiedelt. Durch häufige Abschuppung werden die schädlichen Mitbewohner eliminiert, die Haut kann besser atmen. Andere

Bakterien bauen Talg zu Fettsäuren ab, senken den pH-Wert der Haut. Der Säuremantel ist Schutz vor Infektionen und Irritationen. Das Unterhautfettgewebe schützt, wärmt und federt ab, in der Lederhaut findet die Thermo- und Kreislaufregulation über Nervenrezeptoren statt. In der Oberhaut *(Epidermis)* gibt es Nervenenden, aber keine Blutgefäße.

Durch ultraviolette Sonnenstrahlung werden die sogenannten Melanozyten angeregt, die in 4–5 Tagen aus der Basalschicht nach außen wandern und zu der Brauntönung führen, die als Filter für schädliche Strahlen wirkt.

Haare entstehen aus dem lebenden Gewebe der Oberhaut. An den Wurzeln sitzen Talgdrüsen; Talg versieht Haare und Fell mit einer wasserdichten Hülle und isoliert vor Feuchtigkeit und Kälte. Talg kann sich unter UV-Strahlung zu Vitamin D umwandeln und hat damit Einfluß auf die Knochenbildung. Er bildet auch eine Schicht um abgestorbene Zellen und die Haare, macht sie glänzend und die Haut geschmeidig. Unsere Großmütter schworen auf die abendlichen hundert Bürstenstriche anstatt der heute üblichen Haarkuren:

Nehmen Sie eine Bürste mit Naturborsten. Beugen Sie den Kopf ein wenig nach vorn (die Durchblutung wird besser), und bürsten Sie 100 x in alle Richtungen, ohne die Kopfhaut zu strapazieren und die Talgproduktion übermäßig anzuregen. Wenn Sie noch ein wenig ätherisches Rosmarinöl auf die Bürste träufeln, werden Ihre Haare bald fülliger und lockerer sein. – Eine Spülung, die Sie nach jeder Wäsche schnell selber herstellen können, mischen Sie aus Zitronensaft und Wasser zu gleichen Teilen mit einem Löffel braunem Zucker. Kurz einziehen lassen und gut ausspülen.

Eine wichtige Funktion haben die Schweißdrüsen. Es gibt ekkrine Drüsen, die als Wärmeregler wirken, indem sie die Haut befeuchten und damit kühlen. Mit Hilfe eines seismographischen Systems wird Wärme entzogen und die Kerntemperatur im Körper konstant gehalten. Stirn, Achselhöhle, Handflächen und Fußsohlen reagieren auch auf psychische Belastungen.

Ab der Pubertät werden die apokrinen Drüsen aktiv, sie befinden sich in der Achselhöhle, in dem Gehörgang, um die Brustwarzen herum und am Genitalbereich. Sie signalisieren starke Emotionen wie Angst, Zorn oder sexuelle Erregung, und ihre Sekrete wirken als Boten- oder Lockstoffe.

Nicht umsonst wurde das Buch *Das Parfüm* von Patrick Süskind zu einem Bestseller, dessen Lektüre mit einem angenehmen Schauern verbunden ist. Napoleon soll vor seiner Rückkehr von einem siegreichen Feldzug an Josefine geschrieben haben: »Wasch Dich nicht – ich komme heim.« In einem Buch über *Aromatherapie für Liebende* empfiehlt die Autorin den Leserinnen, etwas Sekret aus der Vagina hinter das Ohr zu tupfen. Wenn der Mann ihrer Wahl sie umarmt und sie dann besonders häufig an dieser Stelle küßt, kann sie sicher sein, daß er sie aufregend findet.

Warum tauschen Sportler die durchgeschwitzten Trikots, oder die aufgebrachten Fans prügeln sich fast darum? Es wäre ein Sakrileg, diese Trophäen ganz profan in die Waschmaschine zu stecken, wie es die Mutter eines 14jährigen in völliger Unkenntnis gewagt und damit eine grundlegende Vertrauenskrise verursacht hat.

Mit unseren heutigen Hygienevorstellungen verfallen wir häufig in das andere Extrem, und die zahlreichen Allergien und Hautirritationen sind sicher teilweise auch darauf zurückzuführen, daß wir den natürlichen Säureschutz der Haut und ihre Regenerationsfähigkeit zerstören. Ein wenig absurd ist dieses Verhalten schon: Wir bekämpfen jeden Eigengeruch und übertönen ihn mit tierischen Lockstoffen, für die wiederum mit betont erotischen Fotos geworben wird. Unsere eigene Duftnote wird durch einen kollektiven Geruch ersetzt, der nun als neueste Errungenschaft für Männer und Frauen identisch ist und für den mit androgyn wirkenden jungen Models geworben wird. Gibt es hier vielleicht ein Identitätsproblem?

Aber unsere Instinkte sprechen eine andere Sprache – die sich nicht völlig unterdrücken läßt. Als »Tiger Tom Jones« schweißüberströmt *Delilah* sang, waren die klinisch rein gebadeten Zuschauerinnen nicht etwa pikiert, sondern völlig hingerissen von diesem »Männchen-Gehabe«. Auch die heutigen Teenies lieben ihre Gruppen, die im Neandertaler-Look mit durchgeschwitztem Achselshirt ihre harten Rhythmen in ekstatische Bewegungen umsetzen. Idol Michael Jackson, bekannt auch für seine Angst vor Bakterien und Schmutz in jeder Form, verkörpert hingegen den perfekt inszenierten Sex, auf seltsame Weise automatisiert und emotionslos.

Im Gegensatz zu den Wärmeregulativen gibt es wesentlich mehr Kälterezeptoren, die über das Rückenmark mit dem Hypothalamus, der Steuerungszentrale im Gehirn, verbunden sind. Wird Kälte registriert, so wird der Blutstrom zu den Außenstellen gedrosselt, um die Wärme im Körper zu halten, und die gestörte Durchblutung wird deutlich in bläulichen Lippen, kalten Fingern und Füßen.

Das Gefühl des Fröstelns entsteht auch leicht, wenn wir uns besonders tief entspannen. Der Blutdruck sinkt ab, die Blutgefäße weiten sich und die Körperwärme wird über die Poren abgegeben. Daher sollten Sie an eine warme Decke, einen Pullover und dicke Socken denken. Mit kalten Füßen kann man sich nicht richtig entspannen, sie sind oft ein Zeichen von Angst (griechisch: *anghistos* = Enge). Kälte signalisiert auch: bewegen, aufpassen – tun, anstatt zu lassen. So entsteht auch die Gänsehaut, durch die sich beim Tier das Fell als wärmende Schutzhülle aufrichtet. Da wir kein Fell haben, sehen wir ziemlich nackt aus – ein bißchen wie gerupft.

Die Gänsehaut aus Angst hat den Sinn, die Wärme in den lebenswichtigen Organen und damit ihre Funktion zu erhalten. Die Muskeln an den Haarwurzeln richten diese auf, und es »sträuben sich uns die Nackenhaare«, besonders im Schulterbereich. Bei Katzen kann man gut beobachten, wie sie durch einen Buckel und die aufgestellten Haare fast doppelt so groß und bedrohlich auf den Gegner wirken. Wir zivilisierten Menschen können häufig die Aggression, Angst, den Streß nicht loswerden, da wir weder zuschlagen noch weglaufen oder zumindest lautstark reagieren. Also bleibt der streßinduzierte hohe Adrenalinspiegel erhalten, und die »gesträubten Nackenhaare« bleiben als Verspannung in den Schultern zurück, die sich mehr und mehr verfestigt.

Die Reinigung der Haut

Wir wollen hier keine Reklame für Kosmetik machen oder Ihnen komplizierte Rezepte vorschlagen, sondern wir gehen davon aus, daß Sie genügend eigene Erfahrungen im Umgang damit gewonnen haben oder eventuell Ihre Pflegeprodukte sogar selbst herstellen.

Stephanie Faber mit ihrem *Hobbykurs Kosmetik* und anderen Büchern sowie Jean Pütz mit seiner *Hobbythek* bieten genügend Anregungen zum Selbstmischen, und wenn Sie sich für dieses Thema interessieren, werden Sie unter Umständen auch erst einmal von einer Sucht gepackt. In meiner ersten Begeisterung war bald mein Kühlschrank angefüllt mit Zutaten für »Cremes und sanfte Seifen«, und alle Verwandten und Bekannten, die sich nicht energisch wehrten, wurden mit Töpfchen voller duftender Salben eingedeckt. Da der Inhalt nur begrenzt haltbar ist, kann man nicht alles schnell genug verbrauchen – und es macht ja auch keinen Sinn, z. B. fünfzig Lippenstifte auf einmal herzustellen, nur weil sonst die Mengen schwierig abzuwiegen sind! Übriggeblieben sind einige einfache Rezepte für Salben und Cremes.

Das Selberrühren hat den Vorteil, daß Sie Inhaltsstoffe oder auch ätherische Öle austesten können. Einzelne Substanzen tropfen Sie verdünnt an den empfindlichen Stellen der Innenseite des Oberarms oder anderen tagsüber verdeckten Stellen auf die Haut. Nehmen Sie 1 Tropfen ätherisches Öl und 10 Tropfen Pflanzenöl, von dem Sie wissen, daß Sie es vertragen. Sie können auch mehrere Mittel gleichzeitig testen. Dann müssen Sie aber die einzelnen Felder mit Filzschreiber kennzeichnen und eine gesonderte Liste anfertigen; verlassen Sie sich besser nicht darauf, daß Sie sich die einzelnen Punkte merken können. Hat sich bei der Kontrolle nach 12, 24 und 48 Stunden keine Reaktion gezeigt, können Sie davon ausgehen, daß Sie diese Substanz vertragen. Beginnen Sie also mit einfachen und übersichtlichen Mischungen, und ergänzen Sie nach und nach. Wollen Sie ganz sichergehen, wiederholen Sie den Test noch einmal nach ca. 8 Tagen. Der Körper kann sensibilisiert werden und reagiert dann beim nächsten Kontakt mit dem Stoff mit einer überschießenden Reaktion, einer Allergie.

Anmerkungen zum Thema Allergie

Allergien treten in einer Narkose oder einer tiefen Hypnose nicht auf. Wenn wir eine Allergie als überschießenden seelischen Impuls ansehen, wäre für den Therapeuten die Frage nach dem Grund zwingend: Warum löst gerade dieser Stoff zu dieser Zeit dieses spezielle Symptom aus? Was symbolisiert der Stoff, und warum wehrt sich ein Organismus dermaßen heftig dagegen? Womit konfrontiert er mich; was kann ich nicht annehmen, nicht integrieren? Welche dunklen Schattenanteile werden nicht erlöst? Was mobilisiert die Histaminbomben in meinem Körper, die regelrecht platzen und die allergischen Erscheinungen verursachen? Lebe ich vielleicht hier eine sonst unterdrückte Aggressivität und Wut aus, die ich mir nicht zugestehe? Rede ich vielleicht ständig von innerem Frieden und rosa-blaßblau gefärbter Liebe zu allen Geschöpfen, egal wie sie sich benehmen? Unterdrücke ich die natürlichen Impulse meines Körpers, ignoriere ich meine Sehnsucht nach Nähe und Sexualität, oder wo sind Grenzprobleme, Grenzverletzungen?

Schauen Sie sich z. B. die kreisrunden Flecken der Schuppenflechte an! Sie sind exakt begrenzt, beginnen bei Wärme zu jucken und breiten sich mit ihrem Grenzwall nach außen aus. Ich bekam vor einiger Zeit einen solchen Fleck direkt über dem Herzen. Er sah zuerst aus wie eine Verbrennung, schuppte sich wie der Panzer einer Echse und wurde dann unaufhaltsam größer. So wie Hans-mein-Igel mußte ich den Panzer endgül-

143

tig ohne Rückversicherung ablegen, eine tiefe innere Grenze öffnen, damit »die verbrannte Haut« berührt, gesalbt und damit heil werden konnte. Daher fiel mir dieses Märchen wohl beim Schreiben ein, obwohl ich jahrelang nicht daran gedacht hatte.

Das Erkennen der Symbolsprache des Symptoms ist der Schlüssel, und es gibt verschiedene Möglichkeiten, wie der geschulte Therapeut dem Patienten helfen kann, diesen Schlüssel zu finden. Schon vor 6000 Jahren führte man einen Dialog mit dem Symptom, befragte innere Instanzen, und in die modernen Therapieformen werden Visualisierungen und Imaginationen (das Aufsteigenlassen innerer Bilder) als völlig neue Methoden integriert. Sie finden in diesem Buch eine ganze Reihe von Beispielen, mit denen Sie selbständig arbeiten können. Es ist dabei unendlich wichtig, daß Sie Ihre Grenzen erkennen und respektieren und daß Sie in der Lage sind, die Bilder energisch zu stoppen, wenn es Ihnen zuviel wird und niemand da ist, der Ihnen bei der Deutung und Aufarbeitung hilft.

Das tägliche Programm

Wichtig für Körper, Seele und Geist sind in jedem Fall Licht, Luft, Sonne und – Lachen. Gehen Sie möglichst regelmäßig bei Tageslicht nach draußen, machen Sie leicht bekleidet Körperübungen am offenen Fenster oder besser draußen, und nutzen Sie jede Gelegenheit am Wochenende. Und – lachen Sie einmal am Tag herzhaft über sich! Ab und zu stelle ich mir vor, mit dem, was ich gerade tue, in einem Jerry-Lewis-Film die Akteurin zu sein. Das Komische mancher Reaktionen wird mir dann als Zuschauerin manchmal sehr deutlich. Wenn das nicht hilft, lassen Sie den Film einfach rückwärts laufen, und unterlegen Sie ihn mit einer passenden Musik!

Zur täglichen Routine gehört ein Morgenprogramm: Trockenbürsten, um die toten Hautschüppchen zu entfernen, die Hautatmung zu unterstützen, den Kreislauf anzuregen und die Haut zu reinigen. Sie brauchen dann nur noch ganz wenig Duschgel, tun sich etwas Gutes und schonen die Umwelt. Dem Duschgel können Sie bei trockener Haut ein wenig Öl zusetzen. Oder Sie ölen sich ca. eine Stunde vor dem Duschen ein und lassen das Öl gut einziehen. Körperöle lassen sich leicht selbst herstellen und individuell abstimmen. Im Ayurveda gibt es spezielle Öle, die auf die jeweiligen Konstitutionstypen abgestimmt und in die feuchte Haut einmassiert werden. Näheres über die speziellen Energie-Öl-Massagen erfahren Sie am Ende dieses Kapitels.

»Baden ist gut für die Seele« hat einmal ein kluger Mensch gesagt, aber Baden hat auch einen gesundheitlichen Aspekt. Nicht umsonst gibt es eine eigene *Balneologie,* eine Bäderheilkunde. Die Anwendung von Wasser gehört zu den ältesten Heilverfahren. Sie wirken auf das vegetative Nervensystem, den Stoffwechsel, den ganzen Organismus und die seelische Verfassung. Wichtig ist dabei immer, daß der Körper zu Beginn gut durchgewärmt ist.

Nehmen Sie z. B. einen Badeschwamm oder Waschlappen, und waschen Sie mit kaltem Wasser Gesicht, Kopf, Brust, Achselhöhlen, dann erst die Arme und den übrigen Körper. Die Behandlung sollte nicht länger als 2 Minuten dauern. Dann mit einem Frotteehandtuch gut trockenrubbeln. Wenn Sie Zeit haben, legen Sie sich ins Bett und decken sich gut zu. Dann kann die Haut noch etwas feucht sein. Dem Wasser können Sie

Obstessig oder Arnikatinktur beifügen (auf 2 l Wasser ca. 1 Weinglas bzw. 1 Eßl. auf $^1/_4$ l). Die Temperatur im Schlafzimmer sollte mindestens 20°C betragen. Wenn Sie empfindlich sind und leicht frieren, nehmen Sie heißes Wasser.

Ein altes Mittel gegen Schlaflosigkeit: Tauchen Sie seidene oder baumwollene Strümpfe in kaltes Essigwasser und ziehen sie bis zu den Knien hoch. Dicke Wadenstrümpfe darüber und schnell ins Bett. Für die nötige Wärme sorgt eine Wärmflasche unter den Füßen. Der Stau im Kopf, der vielleicht durch angestrengtes, sorgenvolles Grübeln entstanden ist, wird abgezogen und in die Füße abgeleitet.

Sie kennen den Wadenwickel bei Fieber, der immer wieder erneuert wird, sobald er sich erwärmt. Bei einer Erkältung beginnt die klassische Schwitzkur mit einem heißen Bad, um die Giftstoffe aus dem Körper zu leiten. Unterstützt durch Holunderblüten- und Lindenblütentee, können kreislaufstabile Menschen sich damit gut selber helfen.

Bei dem wärmestauenden kalten Wickel wird das innenliegende Tuch stark ausgewrungen, noch einmal umwickelt, ohne die Blutzirkulation zu behindern, und bis zu einer guten Stunde am Bein gelassen. Der schweißtreibende kalte Wickel wirkt unter der Bettdecke (mit Folie oder einer weiteren Decke abdecken). Er hilft bei Schlaflosigkeit, Entzündungen, Stoffwechselstörungen und Erkältungen. Nach ca. 30 Minuten kann man die Schweißbildung mit einem heißen Holunderblüten- oder Lindenblütentee anregen. Das Nachruhen ist wichtig! Gönnen Sie sich dazu genügend Zeit.

Warme Wickel sind Auflagen oder Kompressen. Die Auflage besteht aus einem mehrfach gefalteten Leinentuch als Inneneinlage, die man noch mit Zusätzen tränken kann, z. B. mit

1 Teil Essig auf 3 Teile Wasser; oder man kocht 2–3 Handvoll Heublumen in 4–5 Liter Wasser auf, um damit über Leber und Galle die Entgiftung zu unterstützen. Bei schlecht heilenden Wunden nimmt man drei Handvoll Zinnkraut auf 3 Liter Wasser. Eine Handvoll Eichenrinde in 2 Liter Wasser gekocht, wirkt zusammenziehend. Eichenrinde enthält Gerbstoffe, sie wirkt auch bei Hämorrhoiden (Sitzbäder), Frostbeulen und Entzündungen.

Als entzündungshemmend und schmerzlindernd hat sich Kamille erwiesen, 2 Handvoll auf 2 Liter Wasser. Kamille kann allergieauslösend sein! Für Augenkompressen nehmen Sie besser Fenchel; wenn es schnell gehen soll, verwenden Sie fertige Teebeutel, die Sie überbrühen, kurz ziehen lassen und entweder lauwarm oder abgekühlt, je nach Beschwerden, auf die Augenlider legen.

Wenn Sie gut Hitze vertragen, können Sie auch eine Dampfkompresse machen: Sie besteht aus einem mehrfach zusammengelegten Tuch, das für einige Minuten in kochendes Wasser getaucht, dann gut ausgepreßt und mit einem trockenen Handtuch umwickelt vorsichtig auf die erkrankte Stelle gelegt wird. Besonders im Schulterbereich ist diese Behandlung angenehm. Betupfen Sie die Schultern wie bei der »heißen Rolle«, oder wickeln Sie, je nach Verträglichkeit, noch ein Flanelltuch darum und lassen die Kompresse einige Zeit einwirken.

Der Heublumensack, eine Zeitlang als altmodisch abgetan, wird wieder hochmodern. Sie können ihn fertig in der Apotheke kaufen. Erhitzen Sie ihn über Dampf so weit, daß sie ihn noch gut mit dem Handrücken berühren können. Er wird z. B. auf den Oberbauch, den Leber-Galle-Bereich, gelegt, um die Entgiftungsfunktion der Leber zu unterstützen, dann abgedeckt und umwickelt. Er kann bis zu $1^1/2$ Stunden aufgelegt bleiben. Bei empfindlichen Personen 45 Minuten. Hinterher sollte der Patient 1 Stunde ruhen, und erst dann wird noch eine warme Ganzwaschung empfohlen. Der Heublumensack empfiehlt sich auch bei Hexenschuß, Ischiasbeschwerden, Blasenkatarrh, Verdauungsstörungen und immer dann, wenn feuchte Wärme angeraten ist.

Naturheilkundliche Behandlungsmethoden

Entgiftung findet nicht nur über die Haut statt, sondern in den einzelnen Organbereichen wie Leber, Darm, Lunge, Lymphe und Niere. Die Naturheilkunde kennt zahlreiche Verfahren, die von außen einen aktiven Reiz setzen.

Das Baunscheidtieren

Zu erwähnen ist das Baunscheidtieren als handliches, einfaches Verfahren. Carl Baunscheidt (1809–1873) entwickelte einen sogenannten »Schnepper«, der mit 33 Nadeln besetzt ist und mit dessen Hilfe »künstliche Poren« in die Oberhaut gedrückt werden, ohne daß bei sachgemäßer Anwendung Blutungen entstehen. Mit einem speziellen Öl wird dann ein künstlicher Bläschenausschlag erzeugt, der eitrige Sekrete und Lymphflüssigkeit enthält.

Hier ist die Dosierung des Reizes wichtig, und eine milde Form, bei der sich lediglich kleine Quaddeln zeigen, hat sich heute durchgesetzt. Es entsteht ein langanhaltendes Wärmegefühl durch die gesteigerte Durchblutung, und der Patient sollte sich möglichst 3–4 Tage an den behandelten Stellen nicht waschen. Statt des aggressiven Krotonöls, das ursprünglich verwendet wurde, gibt es heute eine milde Mischung. In Ausnahmefällen kann es zu langanhaltenden Pigmentstörungen kommen; daher sollte der Behandler immer behutsam beginnen, um die Reaktion des Patienten zu beobachten.

Das Schröpfen

Uralt ist die Kunst des Schröpfens. Man benutzte die Methode des Trockenschröpfens bereits in Indien vor über 5000 Jahren im Ayurveda und später auch in der chinesischen Medizin, in Ägypten und Griechenland. Der drawidische Ayurveda geht zurück auf die Induskultur. Es handelt sich um eine sanfte Heilkunde, die von Frauen bis zur Zeit des Neolithikums, der Jungsteinzeit, geprägt wurde und deren Ursprünge noch viel weiter zurückreichen. Licht, Luft und Sonne, ein strukturierter Tagesablauf, eine modern anmutende Hygiene, eine differenzierte Konstitutionslehre, eine individuell darauf abgestimmte Ernährung und Lebensweise erhalten die Gesundheit auf der Körperebene; seelisch-geistige Gesundheit und Reinigung werden als gleichwertig angesehen. Körperliche Beschwerden entstehen auf der Basis einer seelisch-geistigen Disharmonie, und nur wenn alle drei Leibebenen im Einklang sind, ist Heil-Sein möglich. Alles andere ist lediglich Symptombehandlung! Lange bevor die sogenannten Headschen Zonen »entdeckt« und wissenschaftlich untersucht wurden, gab es durch genaues Beobachten ein Erfahrungswissen über die Zusammenhänge zwischen Hautveränderungen und Organbereichen. Mit Hilfe eines geschulten Tastsinnes wird die Lage der einzelnen Punkte erfühlt und zwischen Energiefülle und Unterversorgung unterschieden. Danach richtet sich dann das Verfahren. Über einer »heißen übervollen Zone« wird blutig geschröpft, über einer »Leere« wird eine verstärkte Durchblutung herbeigeführt. Man benutzt dazu mehrere Glasglocken, in denen durch Wärme Unterdruck erzeugt wird. Auf die Haut gesetzt, wird diese dann beim Abkühlen kreisförmig abgegrenzt und kegelförmig in das Glas hineingezogen. Die entstehenden Hämatome klingen rasch wieder ab. Beim Schröpfen wird die Haut zusätzlich angeritzt. Häufig wird großflächig links und rechts neben der Wirbelsäule oder im Schulterbereich gearbeitet.

Blutegel

Das Setzen von Blutegeln wird bereits in 3000 Jahre alten Sanskrittexten beschrieben, die nach mündlichen, viel älteren Überlieferungen aufgezeichnet wurden. Karl Liebau schreibt in seinem *Handbuch der Naturheilkunde:* »Im Mittelalter gehörten Blutegel zum therapeutischen Rüstzeug der bedeutendsten Chirurgen, und später unter dem französischen Kliniker Broussais (1772–1830) erreichte diese Behandlungsweise einen geradezu stürmischen Höhepunkt. Die Blutegeleinfuhr nach Frankreich stieg in den Jahren von 1827 bis 1850 von jährlich 33,6 Mio. auf 100 Mio. Stück an. Wenn man die damals geringe Bevölkerungszahl berücksichtigt, so war das ein enorm hoher ›Pro-Kopf-Verbrauch‹. Sogar die Mode spiegelte mit Blutegelmustern auf Damenkleidern, den sog. ›Robes à la Broussais‹ die damalige Beliebtheit der Tierchen wider. Leider hat diese bewährte Methode durch ihre Zeitaufwendigkeit zwar an Boden, aber nicht an Bedeutung verloren.«

Der Blutegel, *Hirudo medicinalis* oder *officinalis,* ist ein schwarzbräunliches, ca. 3–5 cm langes Tier, das bei seinem Biß ein Sekret absondert, das sogenannte Hirudin. Hirudin hemmt die Blutgerinnung, indem eine Vorstufe der im Blutserum vorhandenen Gerinnungsfaktoren ausgeschaltet wird und damit eine lange Nachblutungszeit gewährleistet ist. Hirudin beschleunigt den Lymphstrom, wirkt gegen thrombotische Gefäßveränderungen, ist immunisierend, da es die Leukozytenbildung und -wanderung anregt. Gefäßkrämpfe werden positiv beeinflußt, damit ist es auch schmerzlösend (z. B. setzt man bei Menstruationsbeschwerden zwei Blutegel oberhalb des Schambeins an; ausgeprägte Blutergüsse gehen rasch und schmerzlos zurück). Man setzt sie außerdem ein bei Venenentzündungen, Entzündungen aller Art, Stauungszuständen der Leber, Hyperthyreose (Schilddrüsenüberfunktion); also überall dort, wo die Gefäßfunktion gestört ist und ein örtlicher Stau besteht. Durch die Nachblutung kommt es zu einem »Aderlaß«, und das abgesonderte Sekret wirkt intensiver, als es ein isolierter Stoff jemals kann.

Blutegel kann man in der Apotheke kaufen. Man wechselt einmal täglich das Wasser und deckt das Gefäß mit Gaze ab. (Gummiband nicht vergessen!) Eine gewisse Schwierigkeit liegt darin, die Menschen für diese Therapieform zu gewinnen. Die meisten ekeln sich vor den Tieren, und es wird auch nur ein Therapeut seine Patienten davon überzeugen können, der selbst voll dahintersteht. Ich möchte Ihnen hier von meinen eigenen Erfahrungen berichten und Sie vielleicht dadurch für das Verfahren begeistern:

In einem Arbeitskreis für Heilpraktiker ging es um Ausleitungsverfahren. Als Überraschung hatte der Kursleiter Blutegel besorgt. Er erzählte uns von seinen Erfahrungen, und ich meldete mich als Patient, da ich nach langem Sitzen auf einem Stuhl oder längerem Stehen oft Beschwerden in den Beinen bekomme und erblich mit Krampfadern belastet bin. Ich wollte für mich herausfinden, wie »sich Blutegel anfühlen«.

Eine große Schüssel und Verbandszeug lagen in der Praxis bereit. Der Leiter bat uns, unnötige Unruhe zu vermeiden; das gedämpfte Licht sei sinnvoll, da die Tiere sehr sensibel seien und sonst nicht richtig anbissen. Blutegel haben allerdings keine Zähne, sondern eine Art Hornfortsätze, die die Form eines Mercedessterns haben sollen. Sie können sich mit beiden Enden festsaugen. Ich stellte meine Füße in die bereitgestellte Wanne und wartete ab.

Der erste Kunstgriff ist es, die Tiere aus ihrem Glas herauszubekommen, ohne daß sie sich an den Fingern des Therapeuten festbeißen. Der Leiter erzählte von einem Berufsanfänger, der ohne Generalprobe und die nötige Übung Blutegel ansetzen wollte. Lässig griff er im Beisein der Patientin in das Glas, die Tiere saugten sich blitzschnell an seiner Hand fest. Er ließ das Glas mit einem Aufschrei fallen, und die Patientin verließ fluchtartig seine Praxis.

Der Leiter zeigte uns, wie man die Tiere anfassen kann, und setzte sie auf gut durchblutetes Gewebe an meinem Fuß. Durch die zahlreichen Zuschauer waren sie wohl doch ein wenig irritiert und dachten gar nicht daran, ihre Aufgabe zu erfüllen. Sie hatten zwar angedockt; der Einstich war kaum zu merken, er fühlte sich etwa so an wie das Stupfen mit einer Stecknadel.

Nach einigen Versuchen begann ein großer Egel mit seiner Arbeit, und ich fing an, ihn mit anderen Augen zu sehen: als ein kleines Wesen, das mir half. Ich bekam ein Gefühl von Dankbarkeit, und jeglicher Ekel oder Abscheu löste sich auf. Eine junge Frau, die sich viel mit energetischen Behandlungsmethoden beschäftigte, begann, mit sanften Bewegungen ihrer Finger in einigem Abstand über den anderen Tieren entlangzustreichen, fast zu streicheln. Es dauerte nicht lange, bis sie sich regelrecht zu entspannen schienen und nacheinander mit rhythmischen Saugbewegungen begannen, bis sie wohl genug hatten und satt und zufrieden abfielen. Der Leiter setzte sie später in den Gartenteich, wo sie in Ruhe verdauen konnten. Wir waren fasziniert, und auch die ängstlichen Skeptiker hatten wieder eine normale Gesichtsfarbe bekommen.

Das Nachbluten sollte mindestens eine Stunde dauern. Die Füße wurden verbunden, und ich fühlte eine angenehme Leichtigkeit und Entlastung, die noch längere Zeit anhielt.

Ist es nicht schade, daß wir uns vor solch einer Methode, ja, vor diesen kleinen, hilflosen Tieren regelrecht fürchten, während wir mit dem Mut der Verzweiflung Tabletten, z. B. zum Blutverdünnen, schlucken, bei deren Nebenwirkungen uns eigentlich der Angstschweiß ausbrechen sollte? Wir werden fast ohnmächtig, wenn ein kleines Lebewesen uns 10 ml unseres mit Schlacken beladenen Blutes abnimmt, welches wir in eigener Regie als vernunftbegabte Wesen vergiftet haben! Wir lassen komplizierte Operationen, schmerzhafte Untersuchungen und Manipulationen über uns ergehen, mit stoischer Ruhe, einer erstaunlichen Schicksalsergebenheit und dem Gefühl der Wichtigkeit, ja sogar einem gewissen Stolz. Werden wir vielleicht hier zu Heroen, da wir unser Heldentum mit echten körperlichen Verletzungen nicht mehr leben können? Hören Sie einmal bewußt hin, wenn es um ausgedehnte Schilderungen solcher Prozeduren geht. Erinnern die Formulierungen nicht manchmal an die Glorifizierung, mit der Kriegsveteranen ihre Erlebnisse schildern?

Der Aderlaß

Der Aderlaß ist eine Methode, die aus der heutigen Medizin fast verschwunden ist, aber in den Blutspendeaktionen in ähnlicher Form erhalten geblieben ist. Dieses alte Verfahren ist leider durch den übertriebenen Mißbrauch in ein schlechtes Licht geraten. Im Mittelalter bis zum Ende des 16. Jahrhunderts gab es eine Zeit, in der die Patienten buchstäblich ausgeblutet wurden und der Aderlaß bei jedem und jeder Krankheit als das Mittel der Wahl angewandt wurde. Paracelsus (1493–1541) bekämpfte diesen »Vampirismus« heftig und wurde unter anderem deswegen von den Ärzten angegriffen.

Es gibt eine Vielzahl von Indikationen und Gegenanzeigen, und dieses Verfahren hat – gezielt angewandt – auch heute noch seine Berechtigung, z. B. bei allen Störungen, die mit arteriellem Hochdruck einhergehen und bei Krankheitsbildern, die mit Stauungen verbunden sind. Durch die »Befreiung von übermäßigem Druck« kann in manchen Fällen auch der seelische Druck gemindert werden, so daß z. B. bei Asthma und allergischen Erscheinungen teilweise gute symptomlindernde Erfolge erzielt werden. Ähnlich ist es bei klimakterischen Beschwerden mit vermehrten Schweißausbrüchen, Migräne, Schwindel, Ohrensausen, Leberstauungen und anderen »Füllezuständen«.

Durch den Blutverlust wird außerdem das Knochenmark zu vermehrter Blutbildung angeregt, der vegetativ-hormonelle Ablauf normalisiert und der Organismus entlastet. Die ableitende Wirkung kann durch zusätzliche Maßnahmen unterstützt werden. Die Menge des abzunehmenden Blutes wird individuell nach der körperlichen und seelisch-geistigen Konstitution bestimmt.

Moxa (Wärmepunktur)

Niemand mit einem gesunden Menschenverstand würde hingegen einer blassen, schmalen, ständig frierenden Frau, die aufgrund ihrer inneren Unruhe zu erheblichen Blutdruckschwankungen neigt, noch eine Menge des »Lebenssaftes« abziehen. Hier wäre eher die Moxa-Therapie oder die »Wärmepunktur« angebracht, die zu meinen Lieblingsmethoden gehört. Ich bin immer auf der Suche nach Dingen, die warm, rund und gemütlich sind, da ich nach der ayurvedischen Lehre eine ausgeprägte Vata-Persönlichkeit bin. *Vata* ist dem Element Wind zugeordnet und durch Kälte, Trockenheit und Beweglichkeit gekennzeichnet. Im Gegensatz zu den heißblütigen, feurigen *Pitta*-Typen und den bedächtigen, erdhaft-warmen *Kapha*-Typen ist Vata eher durch Mangel an Wärme charakterisiert.

In einem alten Akupunktur-Buch gibt es den Hinweis: »Dringen Kälte und Wind in den Körper ein, so behandle man mit Moxa.« Im Sinne der Gegenpoligkeit gleicht man Kälte also mit Wärme aus. Hans Höting vergleicht in seinem Buch über die Moxa-Therapie die Meridiane mit einem Leitungssystem und die Akupunkturpunkte mit Ventilen, an denen man etwas aus den Leitungen herausnehmen oder hineingeben kann. Es gibt 14 Meridiane und ca. 750 Akupunkturpunkte. Werden die Ventile an den richtigen Stellen geöffnet, kann Überdruck sich verteilen, bzw. läßt sich die Qualität des fließenden Qi (oder Ki) verbessern. Qi ist in der chinesischen Medizin der Begriff für Lebensenergie. Mit der Moxa-Therapie kann man die menschlichen Ventile öffnen, den Unterdruck ausgleichen und die Fließgeschwindigkeit verbessern.

Moxa ist nebenwirkungsfrei, preiswert und fast überall anwendbar. Früher war es eine sehr heroische Methode, bei der die Moxa-Kegel auf die Haut gesetzt wurden und auf den vorgesehenen Punkten Brandblasen erzeugten. Heute ist daraus eine abgewandelte Form entstanden. Man kann mit einem Abstandhalter glühende Moxa-Zigarren verwenden, deren Wärme auf die Punkte wirkt. Es wird mehrmals getupft, und der Patient sagt Bescheid, wenn er Wärme verspürt. Die Bereiche werden nach einem bestimmten Schema behandelt.

Besonders wirksam ist die Methode bei Schulter-, Nacken- und Rückenbeschwerden Hexenschuß, chronisch-degenerativen Gelenkerkrankungen, dem sogenannten Leere-Asthma, Durchblutungsstörungen mit Blässe, Regelstörungen, Bluthochdruck, Abwehrschwäche etc. Die Wirkung kann man so erklären: Im Sinne der Gegenregulation wird beim »Moxen« in den Schweißdrüsen ein Stoff freigesetzt, der auf die Nervenenden der Haut wirkt. Dadurch werden die Hirnanhangdrüse und die Nebennieren aktiviert, und es kommt zur Freisetzung von Hormonen. Moxa ist in der Geburtshilfe schon seit langem bekannt. Die gefürchtete Steißlage des Embryos kann für Mutter und Kind erheblich erleichtert werden. Bei einer Untersuchung in China an 2069 Schwangeren ergab sich eine Erfolgsrate von 90,3%.

Verwendet wird getrocknetes Beifußkraut, entweder zu Zigarren gerollt oder als kegelförmige Hütchen. Es gibt unterschiedliche Qualitäten; die jüngeren Blätter duften zwar intensiver, aber die Wirkung ist besser, je älter, feiner und abgelagerter das Kraut ist. Der botanische Name des Beifußes ist *Artemisia vulgaris* (vgl. Teil I, 2. Kapitel). Beifußkraut war die Pflanze der Großen Göttin; im alten Ägypten trugen die Priesterinnen der Isis bei Umzügen Beifußpflanzen in den Händen. In allen Kulturen taucht die Pflanze als weiblich-wärmende Kraft auf. In einem Text aus dem 17. Jahrhundert heißt es: »Es ist ein Kraut der Venus. Seine Spitzen, Blätter und Blüten sind voller Tugend; sie sind aromatisch und äußerst sicher und hervorragend zur Behandlung von weiblichen Krankheiten.« Mir gefällt der Gedanke zunehmend, eine derart weibliche Behandlungsmethode als Ergänzung – nicht zur Bekämpfung – der heutigen, männlich orientierten, oft lediglich analytisch-technischen Medizin zu verwenden. Aber auch die männlichen Götter bedienten sich der Kraft des Beifußes. Thor besaß einen Zaubergürtel aus Beifuß, mit dem er seine Kraft verdoppeln und gefährliche Kämpfe siegreich überstehen konnte.

Der Beifuß war eines der Sonnwendkräuter, aus denen der Gürtel für die Sonnwendfeier geflochten wurde. Am Ende des Festes warf man ihn ins Feuer und reinigte sich damit symbolisch von allem Krankhaften und Schlechten. Beifuß wurde auch als Amulett getragen und vor allem zu Räucherungen verwendet. Räucherungen dienen der Reinigung, und ich verwende getrockneten Beifuß gern zur energetischen Reinigung meiner Wohnung oder eines fremden Raumes. Wir kennen z. B. die Symbolik des Weih-Rauchs. Sie können rasch merken, wie sich nach einem derartigen Ritual, einem bewußt durchgeführten Vorgang, die Atmosphäre eines Raumes merklich verändert. In Indien gibt es das *Arati,* bei dem man sich in einer feierlichen Zeremonie mit Rauch reinigt. Räucherungen können Opfergaben sein; denken Sie an die Heiligen Drei Könige, die Weihrauch, Myrrhe und Gold mitbrachten.

Der Name Beifuß ist von Leonhard Fuchs in einem Kräuterbuch von 1588 erklärt: »So einer über Land reysset, beyfuß bey ihm tregt, so vertreibt es die müd.« (Zitat nach Susanne Fischer-Rizzi.)

Beifuß ist ein naher Verwandter des Wermuts und der Eberraute. Da er wehenauslösend ist, sollte er in der Schwangerschaft nicht verwandt werden! Bei zu schwacher oder schmerzhafter Regel wird er innerlich als Tee (3x täglich eine Tasse) angewandt. Viele Frauen leiden ständig unter kalten Füßen, und zahlreiche Störungen wie z. B. chronischer Blasenkatarrh resultieren daraus. Ein Serie von abendlichen warmen Fußbädern, täglich vor dem Schlafengehen, empfiehlt sich auch bei chronischen Eierstockentzündungen und Ausfluß. Da Beifuß allgemein beruhigend und entkrampfend wirkt, bietet er sich hier geradezu an. Natürlich können auch Männer sich diesen Genuß gönnen, und ich denke, sie haben sanfte Wärme genauso nötig wie Frauen.

Gesunde Berührung – heilsame Wirkungen von Massage und Körperkontakt

Die positive Wirkung von Berührung wird zwar mittlerweile auch wissenschaftlich bewiesen, aber haben wir nicht alle schon einmal das angenehme, entspannende Gefühl empfunden, das sich nach einer wohltuenden Körperbehandlung einstellt?

Massage ist *Berührung* nicht nur auf der körperlichen Ebene. Wir fühlen uns gerührt: Wie bei einem Teig werden verschiedene Schichten be-rührt und miteinander in Verbindung gebracht. Sanfte Be-Rührung ist etwas Zartes, Subtiles, Intimes, das tief an-rühren kann. Rührung bringt uns zum Weinen; verstohlen vergießen wir ein paar Tränen, wenn der Panzer der Kontrolle für einen kurzen Moment einen Sprung bekommen hat.

Bereits vor Tausenden von Jahren zählten in Südindien Massage, Ernährung und körperliche Aktivität zu den Grundlagen einer individuell auf die jeweilige Konstitution abgestimmten Therapie. Die Art der Massage bestimmt die Auswirkung; so wirkt z. B. eine sanfte Technik mit angewärmtem Mandelöl und einem ausgleichenden Zusatz wie Rosen, Orangenblüten, Lavendel oder Melisse ganz anders als eine Bürstenmassage oder ein sogenanntes »Kleiesäckchen«. (Dabei wird Weizenkleie in einen kleinen Beutel gefüllt, angefeuchtet und wie eine Massagebürste benutzt.) Eine kräftige Massage mit Rosmarin, Arnika oder evtl.. auch Zitronenöl wirkt anregend, belebend und bringt einen langsamen Stoffwechsel »auf Trab«. In der westlichen Medizin, besonders im Bereich der Psychosomatik, wird Massage zunehmend in die Arbeit integriert. Allmählich wird wieder entdeckt, wie eng Haut und Psyche zusammenspielen und wie sie sich gegenseitig beeinflussen.

Ungelebte Wut blockiert unseren Energiefluß, staut sich und drängt auf der Körperebene deutlich sichtbar nach außen. Da werden Mitesser »ausgedrückt«, und die unterdrückte Aggression richtet sich mit den eigenen spitzen Fingernägeln gegen uns selbst. Schuldgefühle und das Empfinden, unrein zu sein, führen zu Hautunreinheiten, die mit aggressiven Reinigungsmitteln brutal bekämpft werden. Wenn Sie die Beipackzettel von einigen Akne-Präparaten einmal aufmerksam lesen, so erinnern sie eher an eine Kriegserklärung als an ein Mittel – das ja schließlich vom Wortsinn her ver-mitteln sollte. Ebenso werden Konflikte mit Distanz und Nähe über die Haut ausgedrückt, und nicht zufällig sind Schuppenflechte, Neurodermitis und die zunehmende Zahl der Hautallergien ein Zeichen unserer Zeit.

Wir hungern nach Nähe und Berührung, sind aber auf der anderen Seite gar nicht mehr in der Lage, wirkliche Nähe auch zu empfangen oder zu geben. Ein kleines Kind spürt auf der nonverbalen Ebene viel deutlicher über den Tastsinn, der sein wichtigstes Kommunikationsmittel ist, ob die Fürsorge seiner Bezugspersonen ohne Vorbehalte von innen heraus kommt. In Studien an gesunden und kranken Babys hat sich bestätigt, was mit der indischen Babymassage schon seit langem praktiziert wird. Sie kennen vielleicht das Buch *Sanfte Hände* von Leboyer mit den wunderschönen Fotos, das uns einen Eindruck von der intensiven Wärme und Innigkeit vermittelt, die zwischen Mutter und Kind entsteht. Säuglinge, die regelmäßig massiert werden, zeigen schon nach kurzer Zeit bessere motorische Fähigkeiten, reagieren lebhafter, werden insgesamt umgänglicher, weinen weniger und schlafen besser. Hier hat Massage sogar eine doppelte Wirkung: Die Eltern können entspannter reagieren, und das wirkt sich wiederum positiv auf die Kinder aus.

Kranke Kinder reagieren häufig besonders gut auf Fußmassage oder eine regelmäßige Entspannungsmassage. Sie ist eine Form von Zuwendung und läßt die Kinder weniger ängstlich sein. So verringert sich z. B. die Häufigkeit von Asthmaanfällen bei den kleinen Patienten. Aber auch die Eltern profitieren davon. Sie müssen sich nicht mehr darauf beschränken, unbequeme Diätpläne oder andere strenge Maßnahmen zu überwachen, sondern können aktiv etwas Wohltuendes zur Behandlung beitragen. Das Erlernen einer einfachen Massagetechnik als Teil der Therapie kann Eltern und Kindern helfen, die Angst und Anspannung zu lindern.

Sanfte Fußmassage

»Gesunde Füße können das Herz von Mutter Erde hören.« (Indianerweisheit)

Sorgen Sie dafür, daß Sie für eine Weile nicht gestört werden. Machen Sie die folgende Massage zu etwas Besonderem: Zünden Sie eine Kerze an, sorgen Sie mit entspannender leiser Musik (z. B. »Angel Love« von Aeoliah) und einigen Tropfen eines guten Duftöls für eine schöne Atmosphäre.

Achten Sie darauf, daß Ihr »Patient« bequem liegt! Ein Kissen unter den Knien und eine Rolle unter den Knöcheln können helfen, die Haltung für beide angenehm zu machen. Auch der Behandler sollte entspannt sitzen und die Füße gut erreichen können.

Lassen Sie sich Zeit!

Nehmen Sie einige Tropfen eines guten Massageöls auf Ihre Hände. Sie können z. B. 10 ml reines Jojobaöl mit 3 Tropfen Rosenöl oder einem anderen hochwertigen Aromaöl vermischen. Achten Sie dabei auf die Qualität! Mischungen ohne Deklaration oder Billigöle, die auf dem Markt alle für den gleichen Preis angeboten werden, sind nicht geeignet. Bedenken Sie, daß Sie nur ganz kleine Mengen brauchen – keinesfalls nach dem Motto: Viel hilft viel. Lassen Sie Ihren »Patienten« doch den Duft einmal selbst bestimmen. Es ist immer wieder faszinierend zu beobachten, mit welcher Sicherheit er das Richtige herausfinden wird. Es geht hier in erster Linie um Wohlfühlen, nicht so sehr um gezielte Therapie.

Massieren Sie Ihre Hände im Sinne eines Rituals mit angewärmtem Öl, bis sie warm und gut durchblutet sind. Reiben Sie sie gegeneinander, und lassen Sie sich Zeit, um sich auf die Massage einzustellen und selbst ruhig zu werden.

Ölen Sie den ganzen Fuß behutsam ein, vergessen Sie die Zehennägel und die Zwischenräume zwischen den Zehen nicht. Nehmen Sie den Fuß bewußt wahr, und halten Sie ihn für eine Weile zwischen Ihren Handflächen.

Dann dehnen Sie die Ferse, die Achillessehne und kreisen langsam einige Male im Gelenk (wirkt auf Kreuz und Hüftgelenke).

Umrunden Sie den Knöchel und den Übergang zwischen Ferse und Wade mit langsamen kreisenden Bewegungen.

Reiben Sie an beiden Seiten mit der ganzen Hand auf und ab. Die stützende Hand liegt am Fußgelenk, die in Richtung der Zehen liegende Hand dreht den ganzen Fuß, die Stützhand bleibt ruhig. In kleinen Schritten bis zu den Zehen arbeiten.

Den Fuß »auswringen«, diesmal von den Zehen nach oben gehen.

Massieren Sie sanft die Schwimmhäute zwischen den Zehen, und streichen Sie die Oberseite des Fußes in Richtung Knöchel mit kämmenden Bewegungen aus.

Arbeiten Sie mit den Fingerknöcheln das Fußgewölbe durch, und beobachten Sie Ihren Patienten, ob er Schmerzen hat oder sich anspannt. Dann sollten Sie die Intensität verringern.

Umrunden Sie Knöchel und Gelenk immer wieder mit sanft kreisenden Bewegungen, und streichen Sie den Fuß in beruhigenden Bewegungen aus. Schütteln Sie ab und zu einmal Ihre Hände aus, wenn Sie feststellen, daß Sie Anspannung aufgenommen haben.

Besondere Sorgfalt gilt den Zehen; auch den Zwischenräumen

zwischen den Zehen, die Sie besonders dehnen sollten. Gehen Sie vorsichtig mit Ihren eigenen Fingern dazwischen, bei Kindern nur mit dem kleinen Finger, und biegen Sie die Zehen sanft hin und her. Massieren Sie sie nacheinander, und ziehen Sie ein wenig daran. Kreisen Sie im Gelenk, und lassen Sie sich einfach von Ihrem Gespür leiten.

Nehmen Sie den Fuß noch einmal für eine Weile liebevoll zwischen die Hände und halten ihn für eine Weile.

Streichen Sie noch einmal den Fuß aus, ziehen Sie warme Wollsocken darüber, und gehen Sie zum nächsten über.

Zum Abschluß nehmen Sie beide Füße so in die Hand, daß die Daumen auf dem Zwerchfellpunkt liegen. (Wenn Sie die Fußsohle ein wenig zusammendrücken, bildet sich eine Falte. In der Mitte unterhalb des Ballens finden Sie den Zwerchfellpunkt als leichte Vertiefung.) Drücken Sie mit dem Daumen an beiden Füßen mit dem Einatmen – und lösen Sie mit dem Ausatmen insgesamt dreimal. Dieser Punkt wirkt entspannend auf das Sonnengeflecht.

Den gleichen Punkt gibt es in der Handfläche. Zeigen Sie Ihrem Patienten, wie er diesen Punkt finden kann, und erklären Sie ihm, daß es ein »Beruhigungspunkt« ist, den er drücken kann, wenn er merkt, daß er aufgeregt wird. (Eine Shiatsu-Therapeutin gab mir folgenden Antistreßtip: Man drückt mit der Fingerkuppe des Zeigefingers in die Handfläche und stimuliert damit den Perikard-(Herzbeutel-)Meridianpunkt.)

Lassen Sie Ihren Patienten noch ein wenig ausruhen, bleiben Sie bei ihm sitzen, und genießen Sie beide die entspannte Atmosphäre.

Wenn wir die Sensibilität unserer Füße durch Be-Rührung wiederentdecken, können wir uns der Erde nähern und uns mit der warmen Erdenergie in Verbindung bringen. Dann spüren wir unsere Wurzeln und helfen ihnen, sich auszubreiten. Fehlende Stabilität, Unsicherheit und Angst haben immer etwas damit zu tun, daß der Stamm und die Krone unseres Lebensbaumes in keinem rechten Verhältnis zu unseren Wurzeln ausgebildet sind. Erdenergie kommt aus dem Mittelpunkt der Erde; sie ist wärmend, nährend und fördert Wachstum und Reifung auf allen drei Ebenen.

Ist es nicht vielleicht ein Zeichen einer Kommunikationsstörung mit der elementaren Form von Weiblichkeit, wenn wir Frauen ständig »kalte Füße« haben? Wovor haben wir Angst? Etwa vor unserer eigenen Kraft und Energie? Hervorbringen und Verschlingen, Weitergabe des Lebens, Schützen und Erhalten machen das Wesen der Erdenergie aus. Was bringen diese Worte in Ihnen zum Klingen? Wird hier das schutzlose Weibchen angesprochen oder die militante Feministin?

Mit dem Sieg des Patriarchats über das Frauen-Recht (Matriarchat bedeutet keineswegs Frauen-Herrschaft, denn das wäre ein Widerspruch in sich) wurde die Stellung der Frau aus Unkenntnis und einer tiefsitzenden Angst vor ihrem Wissen untergraben; ihr Selbstwertgefühl, ihr Selbstverständnis zerstört.

Abhyanga – die ayurvedische Energie-Öl-Massage

Ayurveda ist zur Zeit ein Modethema. Es wird in den einschlägigen Zeitschriften immer wieder besonders über die Ölmassagen und den Stirnguß berichtet, und dabei entsteht der Eindruck, als handle es sich dabei lediglich um die Einführung einer neuen, angenehmen und vor allem sehr teuren Art des entspannten Wohlfühlens. Schaut man hingegen einmal genauer hin, wo diese Form der Behandlung ihren Ursprung hat, so kommt man zu einer ganz anderen Sichtweise.

Bis in die Zeit des Neolithikums, der Jungsteinzeit, gab es in Indien, im fruchtbaren Industal, die matriarchale Kultur der Drawidinnen, die von arischen Eroberern nach und nach zerstört wurde. Die Spiritualität der Frauen war geprägt vom Glauben an die große Erdgöttin Amma. Ihr spirituelles Wissen erhielten sie durch die meditative Schau, die ihnen das Erkennen der kosmischen Signatur und die Deutung der Zeichen in der Natur ermöglichte. Ihr Denken spiegelt sich in der Gesundheitstradition des drawidischen Ayurveda, der sich wesentlich von den späteren, patriarchalisch geprägten Formen unterscheidet.

Ayurveda, das Wissen vom Leben, ist eine sanfte Heilkunde, die dem Schutz und dem Erhalt des Lebens dient. Keineswegs jedoch geht es darum, einer elitären Gesellschaftsschicht ein besonders langes Leben zu ermöglichen. Ein typisches Beispiel dafür, wie die ursprünglichen Anwendungen verfälscht wurden, ist *Shirodhara,* der Stirnguß. Sie kennen vielleicht das Bild eines hübschen blonden Mädchens, über dessen völlig entspannte Stirn goldfarbenes Öl fließt? Versetzen Sie sich einmal in die Situation der armen Urbevölkerung Südindiens. Die Menschen werden dort sicher nicht mit großen Mengen des kostbaren Sesamöls derart verschwenderisch umgehen! Den gleichen Effekt hat eine kleine Menge angewärmten Öls, die in Verbindung mit einer sanften Energiemassage verabreicht wird.

Im drawidischen Ayurveda werden Mittel aus der nahen Umgebung verwendet, die leicht herzustellen sind und nicht unnötig teuer sein dürfen. Wichtig ist das Verhindern einer Störung bereits im Vorfeld. Krankheit wird gesehen als das Herausfallen aus den natürlichen Rhythmen. Zu den natürlichen Rhythmen gehören z. B. der Tagesablauf, der Lauf des Jahres, die Lebensalter und die Beachtung der individuellen Konstitution, die sich in der Lehre von den Kräften, den *Doshas,* auf allen drei Leibebenen spiegelt. Über die Ernährung und die Struktur des täglichen Lebens wird Ungleichgewicht austariert. Die Umgebung sollte so beschaffen sein, daß sie Sie darin unterstützt, die Kräfte in ein gesundes Gleichgewicht zu bringen.

Die Energie-Öl-Massagen des drawidischen Ayurveda unterscheiden sich in einigen wesentlichen Punkten von der herkömmlichen Behandlung. Sie wirken auf alle drei Leibebenen. Weiche, einfühlsame Grifftechniken ermöglichen ein »Streicheln der Seele«, und durch das Lösen von Barrieren können psychische Probleme freigesetzt und bearbeitet werden. Das Ausleiten von Giftstoffen *(Ama)* aus den Körpergeweben reinigt den Geist und ermöglicht größere Klarheit.

Mit *Ama* werden Stoffwechsel-Endprodukte oder nicht vollständig verstoffwechselte Substanzen bezeichnet, die sich in den Kanälen, den *Srotas,* ansammeln und zu Giftstoffen werden. »Negativ beladenes« Prana bildet energetische Rückstände, die ebenfalls zu Ama werden können. Ama wirkt auf alle Leibebenen. Es kann die Doshas vergiften und die Ursache von Erkrankungen sein. Energie-Öl-Massagen befreien die Doshas durch das Ausschwemmen der Giftstoffe.

Der schädigende Einfluß von Ama läßt sich an den Zungenbelägen ablesen. Daher wird auf das Reinigen der Zunge großer Wert gelegt. Außerdem kommt es zu Appetit- und Verdauungsstörungen; allgemein wird das Gefühl von Schwere registriert; Müdigkeit, Kraftlosigkeit, Antriebsarmut oder auch depressive Verstimmung weisen ebenfalls auf zu viel Ama hin.

Schaben Sie Ihre Zunge jeden Morgen gründlich mit einem Silberlöffel! Wenn Sie die Beläge einmal genau angeschaut haben, werden Sie bald ohne diese Reinigung keine Freude an einem gemütlichen Frühstück mehr haben!

Gesundheit, das Gleichgewicht der Kräfte (Doshas), wird durch die Energie-Öl-Massage mit entsprechenden Ölen gestärkt und gefördert. Die Haut wird nicht als die Grenze des Körpers nach außen gesehen. Sie ist nicht der Endpunkt, sondern vielmehr der Mittelpunkt des Energiekörpers, die Grenze zwischen der Aura und dem Körper. Die Aura hat eine Schutzfunktion vor fremden Einflüssen; energetische Rückstände können sich aber auf der Haut ansammeln, so als wenn sich auf dem Meeresboden nach einiger Zeit Unrat häufen würde, der langsam nach unten gesunken ist. Bei der Energie-Öl-Massage binden spezielle Ölzusätze diese energetischen Rückstände, die durch die Behandlung gelöst werden. Getreidemehl wird aufgestreut und mit einem Holzspatel regelrecht abgeschabt. Die Rückstände sollten in einem Ritual verbrannt oder vergraben werden.

Die Massage wird auf die Doshas abgestimmt. Die Doshas sind die Kräfte, die unsere Konstitution bestimmen und einen

Bezug zu den Elementen haben: *Vata* = das Luftige, Leichte, Trockene und Kühle; *Pitta* = das auflodernde Feuer und *Kapha* = das Warme, Erdhafte als Mischung aus Erde und Wasser. Sie haben genau beschriebene Körperzuordnungen. Wichtig für die Behandlung sind immer eine gründliche Anamnese sowie ein vorbereitendes Gespräch. Weiterhin gehen der Massage eine Typbestimmung der Konstitution sowie eine Eingrenzung des momentanen Ungleichgewichts voraus. Eine Energiebehandlung mit dem Öffnen der rückwärtigen Chakren und dem Abfließen der negativ beladenen, verdichteten Energie gehört dazu. Die individuell abgestimmten Energie-Öl-Massagen sind ein wirksames Mittel, um das Gleichgewicht der Doshas durch gezieltes Mindern oder Stärken zu regulieren. Neben einer intensiven Entspannung entfalten sie ihre tiefgreifende Wirkung im seelisch-geistigen Bereich und sind eine ideale Ergänzung zu einer intensiven Gesprächstherapie.

Kommen wir noch einmal auf unser Thema Berührung zurück

Warum gehen viele Frauen so gern zum Friseur, zur Kosmetikerin oder verbringen eine Zeit in einer Schönheitsfarm? Sie zahlen viel Geld für eine legitimierte Form von Zuwendung im Kreise gleichgesinnter Geschlechtsgenossinnen. Ein Mann wird unterschwellig häufig als Eindringling empfunden, der in diesem »Kreis der Frauen« nichts zu suchen hat. Hier findet dann auch eine psychische Reinigung in Form von Gesprächen in der Anonymität der Kabine statt. Entspannt durch die angenehme Wärme, die Kopfmassagen, Packungen mit duftenden Ölen, die Einwirkung von reichlich warmem Wasser sowie die ständige gleichmäßige Geräuschkulisse löst sich die glatte Fassade (ja auch optisch!) viel leichter. Der Erfolg solcher Institute hängt wesentlich von der Einfühlsamkeit der Mitarbeiter(innen) ab, die allein schon durch das Zuhören und ihre Zuwendung eine Urform der Gesprächstherapie machen. Bezeichnend ist, daß durch die Änderung des Rollenverständnisses der Geschlechter neuerdings auch immer mehr Männer sich hier die Zuwendung holen, die sie bei ihren Partnerinnen entweder nicht bekommen oder gar nicht zulassen können.

Früher gab es die Beichte als Form der Reinigung von dem belastenden Druck der Sünde. Da war jemand, der anonym zuhörte, eine Strafe in Form von Gebeten aufgab und die Absolution erteilte. Wann wird bei uns heute noch im Kreis der Familie am »runden Tisch« über Probleme gesprochen und nach Lösungsmöglichkeiten gesucht? Bevor durch Fernsehen und Video aus dem »Kreis der Familie« ein Halbkreis wurde, haben wir zumindest beim Essen oder bei gemeinsamen Unternehmungen miteinander geredet. All diese Möglichkeiten der Aussprache sind uns verlorengegangen. Heute versuchen wir, unsere Unfähigkeit zur Kommunikation mit einem ausgeklügelten technischen Netz zu kompensieren. Wir blasen es bis zur Unkenntlichkeit auf und brauchen dann wiederum eine Unzahl von Therapien, um mit den so entstandenen Problemen und Defiziten fertig zu werden.

Sprache ist Aus-Druck; innerer Druck wird durch Aus-Sprache gemindert, und somit kann das Aussprechen eines Problems bereits der Beginn einer seelischen Reinigung sein. Beim Dialog mit einem Computer oder über das Internet besteht hingegen nicht die Möglichkeit der wirklichen Nähe. Ich habe als Kind mit einer ungeliebten Tante am liebsten »Mensch, ärgere dich nicht« gespielt, da ich sie dabei »rausschmeißen« konnte und manchmal auch gewonnen habe. Ein solch direktes, atmosphärereinigendes Erfolgserlebnis wäre mir beim Game-Boy-Spielen sicher nicht geschenkt worden!

Was haben Berührung und Energie miteinander zu tun?

Berührung ist Zuwendung und Kommunikation, die auf den drei Leibebenen wirkt. Ein seelisch-geistiger Reinigungsprozeß kann auf der Körperebene eingeleitet werden. Mit Leib ist hier im Sinne des bekannten existentialpsychologischen Therapeuten und Autors Graf Dürckheim die Einheit von Körper, Seele und Geist gemeint.

Methoden wie Shiatsu und Akupressur haben sich immer mehr durchgesetzt und ergänzen die klassischen Massagetechniken. Dazu braucht man gründliche medizinische Vorkenntnisse, und ebenso wie bei der Fußreflexzonentherapie sollte man damit nicht herumspielen, sondern sich bei Bedarf eine fundierte Ausbildungsmöglichkeit suchen. Wenn diese Methoden so wirksam sind, dann können auch unvorhersehbare Reaktionen ausgelöst werden, besonders, wenn sie auf einer energetischen Ebene zum Tragen kommen.

Ärzte, Heilpraktiker und alle, die verantwortungsvoll mit Energien umgehen wollen, wehren sich zu Recht gegen die überzogenen, teilweise mystisch und magisch verpackten Zeremonien, mit denen behandelt wird und Hoffnungen suggestiv verbreitet werden. Heilung kann eine Folge der Reinigung und Harmonisierung auf allen drei Ebenen sein; medizinisches Wissen und alternative Heilmethoden werden dadurch aber nicht überflüssig, sondern sind Voraussetzung für die Wiederherstellung der Gesundheit.

Energie (griechisch: *en-ergeia* = wirkende Kraft) ist in unendlicher Fülle im Kosmos vorhanden. Alles, was wir sehen oder anfassen, ist im Grunde nichts anderes als verdichtete Energie. Nur unsere Vorstellung sagt uns, daß sich die Materie, also auch unser Körper, aus materiellen Bausteinen zusammensetzt. In Wirklichkeit sind auch wir Menschen nichts anderes als Energie in konzentrierter Form, wir bestehen aus Energie, und je mehr wir diese Energie »sind«, desto kraftvoller und lebensvoller sind wir, denn das Kennzeichen der Energie ist die Lebendigkeit. Reine Kraft kann nichts bewirken; erst durch die Energie beginnt sie zu leben. Die Inder nennen die kosmische Energie *Prana* = Hauch, und in der Schöpfungsgeschichte beginnt Leben erst, als Gott seinen Geschöpfen den heiligen Odem einhauchte. Das griechische Wort *psyché* bedeutet ebenfalls Hauch und nicht etwa Seele. In diesem ursprünglichen Sinne sollte ein »Psycho«-Therapeut uns also helfen, den Kontakt zu dem »Hauch«, der Lebendigkeit, wiederzufinden und damit die Verbindung zwischen Gott und dem göttlichen, unveränderlichen Selbst in uns zu erkennen.

Die Begriffe Seele und Geist werden oft durcheinandergebracht. Die seelische Ebene bezeichnet alle Empfindungen, die in irgendeiner Form mit Gefühlen zu tun haben. Die geistige Ebene beinhaltet den Intellekt, und sie hat auch immer eine spirituelle Komponente. Die Unsicherheit im Umgang mit den Begriffen spiegelt die allgemeine Unklarheit in unserem Denken und in unserem Fühlen. So kann auch der bewußte Umgang mit Sprache einen Prozeß der geistigen Reinigung im Sinne von Klärung unterstützen. Das Innen spiegelt sich im Außen; Ein-Druck wird zum Aus-Druck.

9 Prana–Veda – das Wissen von der Energie

Reinigung geschieht auf den drei Ebenen Körper, Seele und Geist. Die Energieleitbahnen müssen von Hindernissen (Barrieren) befreit und die Chakren als Energieeinfall- und -ausfallpforten geöffnet werden. Daher gehört zum Thema Reinigung der bewußte und verantwortungsvolle Umgang mit Energien.

Das Wissen *(Veda)* von der Energie *(Prana)* ist das Herzstück des drawidischen Ayurveda, Teil einer nur mündlich von Mund zu Ohr überlieferten sanften Heilkunde. Die Drawiden sind die Urbevölkerung Südindiens. Im Industal hat man bei Ausgrabungen die Städte Harappa und Mohenjo-Daro entdeckt, die deutlich Zeugnis ablegen von der fast modern anmutenden Wohnkultur im Sinne unserer heutigen Vorstellungen von gesundem Wohnen.

Der drawidische Ayurveda ist, im Gegensatz zu den späteren patriarchalen Formen, von matriarchaler Religiosität geprägt; das heißt, daß die Verehrung der Muttergottheit den zentralen Platz einnimmt. Kernpunkt ist die Erhaltung des Lebens durch ein sanftes, effektives und umfassendes Heilkundesystem. Nur die Frau ist in der Lage, Leben weiterzugeben, daher definiert sich die Energie als Zeichen der Lebendigkeit immer über die Frau, die Mutter. Sie ist die *Mater,* die Grundlage allen Lebens. Reine Kraft ohne Energie ist tot, so wie beim Auto der Motor nur anspringt, wenn genügend Benzin da ist und der »Funke überspringt«.

Gesundheit wird definiert als das harmonische Gleichgewicht der inneren und äußeren Naturkräfte. Das Kennzeichen der Krankheit hingegen ist das Herausgefallensein aus den natürlichen Rhythmen. Nach dem indisch-alchymistischen Grundsatz: Makrokosmos = Mikrokosmos spiegelt sich das Universum im Menschen; *Kosmos* ist griechisch und heißt soviel wie »gute Ordnung« im Gegensatz zum Chaos, wörtlich übersetzt: Wirrwarr. Alle Gesetze des Kosmos sind im Menschen wiederzufinden.

Die kosmische Energie wird über die Energieeinfallpforten (Chakren) aufgenommen und fließt über Energieleitbahnen (Nadis). Umgekehrt können auch über energetische Bezugspunkte Fernwirkungen auf die Leibebenen Körper, Seele und Geist ausgeübt werden. Beim Prana-Veda, dem »Wissen von der Energie«, geht es nicht um die Veranstaltung indologischer Seminare oder die kritiklose Übernahme indischer Vorstellungen, sondern darum, die Prinzipien, die hinter den Lehren des drawidischen Ayurveda stehen, transparent zu machen.

Berndt Emkow, der nach langjährigem Indienaufenthalt die Übertragung zum Meister des drawidischen Ayurveda bekam, hat mit Prana-Veda drei Formen der Energiearbeit nach ayurvedischen Grundsätzen zusammengefaßt:

für die geistige Ebene: das ursprüngliche Rei-Ki

für die seelische Ebene: die Arbeit mit den Blütenessenzen nach Dr. Bach in Verbindung mit Kinesiologie

für die körperliche Ebene: die Arbeit mit den Fußreflexzonen und ihren energetischen Verbindungen zu Organen, Muskeln und Nerven

Prana-Veda beinhaltet also nicht nur die Arbeit auf der geistigen Ebene. Auf der seelischen Ebene wirken die Blütenessenzen nach Dr. Bach. Die eigene Herstellung und die individuelle Bestimmung ermöglichen eine andere Erfahrung als das Übernehmen vorgefertigter Konzepte. Auf der körperlichen Ebene kommt als dritte Säule die Behandlung spezieller Wirkpunkte am Fuß hinzu. Alle physiologischen Vorgänge im Inneren haben Entsprechungen im Außen. Also kann man das Geschehen durch geeignete Maßnahmen von außen beeinflussen. Energetische Organstörungen haben ihre Ursache entweder in mangelnder Aufnahme von Energie oder in Barrieren im Leitbahnsystem; sie lassen sich über die sekundären Chakren am Fuß lösen, so daß die Energie wieder frei strömen kann.

Rei-Ki heißt übersetzt »Guter Hauch«

Die Formen der Energieübertragung stammen aus den Lehren des tantrischen Ayurveda. Der Buddhismus hat diese Vorstellungen übernommen und sie zum buddhistischen Tantra modifiziert, wie er noch heute in Tibet praktiziert wird. Niedergelegt wurde dieses Wissen im Diamant- und Lotos-Sutra; der Rei-Ki, wie er zur Zeit allgemein gelehrt wird, gibt nur einen aus dem Zusammenhang herausgenommenen Teil dieser Energielehre wieder.

Im Prana-Veda wird unterschieden zwischen der Anweisung zur Selbstbehandlung bei kleineren Befindlichkeitsstörungen mit Hilfe einfach zu erlernender Techniken und einer qualifizierten Ausbildung für Therapeuten. Der Behandelnde braucht differenzierte Kenntnisse von Krankheitsbildern und Symptomen; er sollte wissen, wann er z. B. die warme Erdenergie oder die kühle kosmische Energie einsetzt und wie eine gezielte Behandlung durchgeführt wird. In einem Basisseminar geht es unter anderem darum, die Sensibilität der Hände zu erhöhen, Energie zu spüren und Techniken zu erlernen, die das Abfließen der negativ beladenen Energie ermöglichen, so wie es in den ursprünglichen Texten beschrieben ist.

Einweihungen oder Initiationen werden bei Anfängern *nicht* vorgenommen, da sie wenig Sinn haben und erst später nach einer gründlichen geistig-spirituellen Vorbereitung erfolgen sollten. Sie stellen eine Verbindung mit »höheren« (anderen) Bewußtseinsebenen her. Ohne eine entsprechende Schulung können sie gerade bei sensitiv veranlagten Menschen zu einem inneren Überfluten führen, vor dem die Meister warnen.

Einweihungen, die nicht in der rechten Achtsamkeit gegeben werden, können eine Einfallpforte für Abhängigkeit und Manipulation bieten und stehen damit der Forderung nach freier Willensentscheidung entgegen. Ein selbsternannter »Meister« ist sicher nicht in der Lage, an einem Wochenende den psychischen und geistig-spirituellen Entwicklungsstand der oft sehr zahlreichen Teilnehmer zu erkennen. Wahre Meister überprüfen ihre Schüler immer wieder, bis sie sicher sind, daß der nötige Reifungs- und Erkenntnisprozeß stattgefunden hat. Jeder, der ernsthaft einen Meister sucht, wird ihm irgendwann begegnen, und wir können nur hoffen, daß wir ihn dann erkennen und nicht achtlos an ihm vorübergehen.

Berndt Emkow sagt dazu: »Wenn ein spiritueller Lehrer dir erklärt, er sei in der Lage, dir etwas zu geben, so laufe, soweit dich deine Füße tragen, denn vor dir steht ein Schwindler. Bedenke, in dir ist alles angelegt, was du brauchst. Ein Meister mag dich führen auf dem Pfad der Erkenntnis, aber nie kann er dir etwas geben, was du schon lange besitzt.«

Ein Meistertitel ist nicht mit Geld zu erkaufen; er hat dann nicht mehr Wert als ein gekaufter Doktortitel, sondern dient lediglich einer Aufpolierung des Egos und in vielen Fällen auch des eigenen Portemonnaies. Solange ich damit niemandem außer mir selbst schade, ist dagegen nichts einzuwenden, und sicher gibt es Menschen, die sich der karmischen Verantwortung bewußt sind, die mit Initiationen verbunden ist. Ich besitze auch solch eine Urkunde und Visitenkarten mit Titel und finde es heute erschreckend, zu beobachten, wie leicht Menschen zu beeindrucken sind, ohne Zusammenhänge oder Qualifikationen zu hinterfragen. Aus einer inneren Scheu heraus habe ich jedoch nur ganz wenige Einweihungen mit Menschen gemacht, die ich seit längerer Zeit kannte. Ich bekam bald Bedenken, als mir in Kursen und in der Praxis immer wieder Menschen begegneten, die seit einer Einweihung vermehrt unter Ängsten und anderen psychischen Problemen zu leiden hatten. Die recht pauschale Erklärung, es handle sich um eine Reinigungsreaktion im Sinne einer Erstverschlimmerung, wie wir sie aus der Homöopathie kennen, kann zu fatalen Ergebnissen führen.

So hatte z. B. ein Gynäkologe zuerst eine Blasenentzündung, dann hohes Fieber und eine Nierenbeckenentzündung mit drohendem Nierenversagen bekommen, bis er im letzten Moment einen Arzt aufsuchte. Eine junge Frau litt ein halbes Jahr unter schlimmen Depressionen, die sie nicht etwa mit professioneller Hilfe als Chance zur Aufarbeitung wahrnahm, sondern klaglos durchlitt. Es sind ja oft die besonders Sensiblen, die sich mit der Esoterik beschäftigen und, anstatt mit den Füßen mehr auf den Boden zu kommen, immer mehr aus der Realität flüchten. Gerade sehr sensible Menschen brauchen den Erdkontakt, und ich denke, hier beginnt die karmische Verantwortung eines Lehrers oder Therapeuten. Wenn ein Schüler oder ein Patient zu mir kommt, muß ich in der Lage sein, seine Belastbarkeit, aber vor allem auch meine eigenen Grenzen rechtzeitig zu erkennen.

Aus diesem Grunde kann ich es für mich heute verantworten, eine wirkungsvolle Technik zur Selbstbehandlung mit kosmischer Energie zu vermitteln. Einweihungen in der zur Zeit üblichen Form sind dazu überhaupt nicht notwendig. Sie wirken auf die Schwingungsfrequenz der Chakren und im günstigsten Fall passiert – nichts. Der Proband fühlt sich ein bißchen anders, hat das Gefühl, eine höhere Stufe erklommen zu haben, einen anderen Grad zu erhalten. Erinnert das nicht ein bißchen an Dienstgrad und Beförderung?

Zu einer spirituellen Entwicklung gehört immer ein eigener Erkenntnisprozeß, den mir niemand abnehmen kann. Was mir tatsächlich abgenommen wird, ist die Chance zur wahren Erkenntnis, wenn ich die Wahrheit eines anderen als meine eigene annehme.

Die Chakren

Energielos sind wir nur, wenn unsere Energieeinfallpforten, die Chakren, aus welchem Grunde auch immer, die Energie nicht aufnehmen und weiterleiten können. Göttliche oder kosmische Energie ist von ihrem Wesen her unwandelbar und in unendlicher Fülle vorhanden. Sie kann jedoch negativ beladen werden.

Mit leicht erlernbaren Techniken lassen sich Stauungen und

Verdichtungen im Sinne einer inneren Reinigung auflösen. Über die rückwärtigen Chakren, die Energieausfallpforten, können wir sie abgeben. So wie ich täglich dusche und mir die Zähne putze, kann ich auch eine Form der energetischen Reinigung zu einer täglichen Routine werden lassen. Reinigung erfordert aber zuerst einmal das Lösen der dunklen Verkrustungen; daher wird im Prana-Veda im Gegensatz zu vielen anderen Formen der Energiearbeit der allergrößte Wert auf das Abfließen der negativ beladenen Energie gelegt.

Stellen Sie sich eine schmutzige Tasse mit abgestandenem Tee vor. Würden Sie einen frisch aufgebrühten Tee hinzugießen und mit Genuß davon trinken? Würden Sie nicht viel eher die Tasse erst einmal gründlich reinigen, nachspülen und dann wieder füllen? Ebenso ist es mit der Energie. Ich kann unendlich viel warme, liebevolle Energie zufügen und dadurch ein angenehmes Gefühl erzeugen. Wirklich fließen kann diese gute Energie jedoch erst dann, wenn sie überhaupt genug Raum dazu bekommt – und dafür muß ich erst einmal Platz schaffen.

Da die kosmische Energie über die Chakren und über den Atem aufgenommen wird, hat bewußtes Atmen ebenso wie die Reinigung über die rückwärtigen Chakren einen derart großen Stellenwert.

Über die Chakren gibt es bereits eine Unzahl von Büchern, und ich möchte hier nur kurz darauf eingehen, wie die Chakren meditativ geschaut werden: All die zahlreichen Spekulationen über Form, Farbe und Aufgabe der Chakren sind beliebig auswechselbar und sehr verwirrend. Die klassische Beschreibung, wie sie bereits von den Weisen Frauen im Industal geschaut wurde, ist eine Grundlage, die sich über Tausende von

Jahren bewährt hat, und welches neuere System kann auf einen solchen Erfahrungsschatz zurückblicken?

Das Wort *Chakra* bedeutet Rad oder Wirbel. Gemeint sind damit Energiewirbel, die wie ein Trichter die drei Schichten der Aura durchdringen. So wie Wasser in der Badewanne abfließt, wenn man den Stöpsel herauszieht, strömt die Energie ein.

Es gibt vordere und rückwärtige Chakren. Scheitel- und Grundchakra sind Gegenpole, sie haben keine rückwärtige Entsprechung. Die fünf übrigen Energieeinfallpforten haben auf der Rückseite des Körpers dementsprechende Ausfallpforten. Dieser deutsche Begriff ist viel plastischer als die Sanskritbezeichnung, da er ihre Funktion verdeutlicht, über die oft Unklarheit herrscht. Bei fast allen Menschen sind die Chakren jedoch geschlossen, gedeckelt, gekrümmt, verbogen oder in ihrer Richtung umgedreht. Sie haben eine bestimmte Farbzuordnung, und ihr Idealzustand ist nur im Zustand der *Unio mystica,* der Einheit im Göttlichen, zu schauen.

Unsere sieben Hauptchakren sind in der Tabelle auf S. 180 dargestellt.

Nach dem indisch-alchymistischen Grundsatz ist alles in allem enthalten; also finden wir Chakren an den Füßen, den Händen, im Gesicht, an den Ohren, ja sogar in jeder Zelle. Die Chakren an den Füßen werden als Sekundärchakren bezeichnet; da Grund- und Sexualchakra von ihrer Lage her zum Intimbereich gehören, den man respektieren sollte, kann ich oft besser gezielt mit den Punkten am Fuß arbeiten. Am Fuß gibt es auch ein rückwärtiges Grund- und Scheitelchakra, über das Energien abfließen können.

Viele Menschen haben erst einmal Schwierigkeiten, ihr Sexualchakra auch als solches zu bezeichnen, und eine Patientin

Name	Sanskrit-bezeichnung	Lage	Farbe
Grundchakra	*Muladhara*	am Perineum nach unten geöffnet	Rot
Sexualchakra	*Svadisthana*	an der Basis des Genitals	Orange
Nabelchakra	*Manipura*	2 Finger unterhalb des Nabels	Gelb
Herzchakra	*Anahata*	Brustbein 10. Rippenpaar	Grün / Rosa
Kehlchakra	*Vishuddha*	etwas oberhalb des Kehlkopfs	Blau
Stirnchakra	*Ajna*	1 Fingerbreit über den Augenbrauen	Violett
Scheitelchakra	*Sahasrara*	nach oben geöffnet	Weiß

sagte einmal ganz vorsichtig: »Sie sprechen immer von meinem Sexualchakra; kann man das nicht anders nennen?« Man kann; ein anderer Begriff wäre Sakralchakra – mit der Beziehung zum Kreuzbein, dem »heiligen Knochen«.

Die Komplementärchakren sind: Grundchakra und Scheitelchakra, Sexualchakra und Stirnchakra, Kehlchakra und Nabelchakra. Das Herz genügt sich selbst, es ist der Sitz des Selbst, des göttlichen, unzerstörbaren Kerns in uns. Ihm sind zwei Farben zugeordnet. Grün symbolisiert die mehr nach außen gerichtete Herzlichkeit und Rosa die tieferen inneren Gefühle, so wie die zarten Blütenblätter der Rosenknospe von dem schützenden Grün umhüllt sind. Rosa entsteht aus der Verbindung zwischen dem kräftigen Rot der Erdenergie und dem Weiß der kosmischen Energie.

Erinnern Sie sich an das Märchen von Schneeweißchen und Rosenrot? Es beginnt so:

»Eine arme Witwe lebte einsam in einem Hüttchen, und vor dem Hüttchen war ein Garten, darin standen zwei Rosenbäumchen, davon trug das eine weiße, das andere rote Rosen; und sie hatte zwei Kinder, die glichen den Rosenbäumchen, und das eine hieß Schneeweißchen und das andere Rosenrot. Sie waren aber so fromm und gut, so arbeitsam und unverdrossen, als je zwei Kinder auf der Welt gewesen sind. Schneeweißchen war nur stiller und sanfter als Rosenrot. Rosenrot sprang lieber in den Feldern und Wiesen umher, suchte Blumen und fing Sommervögel; Schneeweißchen aber saß bei der Mutter im Haus, half ihr im Hauswesen oder las ihr vor. Die beiden Kinder hatten einander so lieb, daß sie sich immer an den Händen faßten, sooft sie zusammen ausgingen, und wenn Schneeweißchen sagte: ›Wir wollen uns nicht verlassen‹, so antwortete Rosenrot: ›Solange wir leben nicht‹. Und die Mutter setzte hinzu: ›Was das eine hat, soll's mit dem anderen teilen …‹

Schneeweißchen und Rosenrot hielten das Hüttchen der Mutter so reinlich, daß es eine Freude war, hineinzuschauen. Im Sommer besorgte Rosenrot das Haus und stellte der Mutter jeden Morgen, ehe sie aufwachte, einen Blumenstrauß vor das Bett, darin war von jedem Bäumchen eine Rose. Im Winter zündete Schneeweißchen das Feuer an und hing den Kessel an den Feuerhaken, und der Kessel war von Messing, glänzte aber wie Gold, so blank war er gescheuert. Abends, wenn die Flocken fielen, sagte die Mutter. ›Geh, Schneeweißchen, schieb den Riegel vor‹, und dann setzten sie sich an den Herd, und die Mutter nahm die Brille und las aus einem großen Buche vor, und die beiden Mädchen hörten zu, saßen und spannen, neben ihnen lag ein Lämmchen auf dem Boden, und hinter ihnen, auf einer Stange, saß ein weißes Täubchen und hatte seinen Kopf unter den Flügel gesteckt.«

Hier finden wir ein schönes Beispiel für die spirituelle Symbolsprache in den Märchen: Das Thema Polarität ist deutlich zu erkennen, insbesondere in der Beziehung zwischen Grund- und Scheitelchakra. In der Verbindung zwischen beiden ist die Polarität aufgehoben und die göttliche Einheit, die *Unio mystica,* erreicht.

Rosenrot ist gern draußen in der Sonne, pflückt Blumen und spielt mit den Tieren im Wald: die warme, rote Erdenergie wird über das Grundchakra aufgenommen, das auch als Wurzelchakra bezeichnet wird. Die Wurzeln eines Baumes nehmen die Energie aus dem Inneren der Erde auf. Erdenergie steuert alle Wachstums- und Reifungsprozesse in der Natur.

Von dem stilleren Schneeweißchen wird hingegen berichtet, wie es im Winter den Kessel putzt, bis er golden glänzt: Gold-Prana ist eine Qualität der kosmischen Energie, die – aus dem Kosmos kommend – relativ kühl ist und in der Schau als helles Licht mit einem leichten Goldton gesehen wird. Kosmische Energie wird über das Scheitelchakra und die fünf vorderen Energieeinfallpforten aufgenommen.

Schneeweißchen heiratet am Ende den Königssohn, den zukünftigen König, Rosenrot hingegen seinen Bruder, der nicht der König wird. Hier kommt eine gewisse Wertigkeit ins Spiel. Schneeweißchen und Rosenrot bilden jedoch eine untrennbare Einheit. Vermutlich handelt es sich um ein relativ altes Märchen, da die Mutter als die Hüterin des Hauses und des Herdes eine wichtige Rolle spielt. Sie ist die Große Mutter, die Erdgöttin, die in den frühen matriarchalen Gesellschaftsformen verehrt wurde.

Chakra-Reinigung

Die Arbeit mit den Chakren, wie sie Prana-Veda lehrt, ist eine hochwirksame energetische Reinigungstechnik, mit der wir unsere Blockaden und Barrieren auflösen und unsere negativ beladene Energie in Bewegung bringen können, indem wir sie über die rückwärtigen Chakren abfließen lassen. Die folgende Reinigungsübung können Sie ohne Anleitung jederzeit selbst durchführen:

Suchen Sie sich einen Platz, an dem Sie für eine Weile ungestört sind. Besonders geeignet ist im Sommer eine Wiese oder ein Sandstrand und im Winter ein Naturholzfußboden. Eine Decke oder Matte sollte möglichst aus Naturmaterialien sein.
Gehen Sie in die klassische Entspannungslage: Die Füße gut schulterbreit voneinander entfernt (evtl. mit einer Knierolle), die Arme liegen im Winkel von 45° abgespreizt neben dem Körper. Die Hände sind nach oben geöffnet.

Wie fühlt es sich an, wenn die Handflächen nach unten gedreht sind? Probieren Sie beides aus, und erspüren Sie den Unterschied!

Der Nacken ist leicht gedehnt; lassen Sie zuerst kleine sanfte Bewegungen mit dem Kopf entstehen, bis er sich von allein in der Verlängerung der Wirbelsäule einpendelt.

Dann entspannen Sie die Beine und die Füße, die Hände und die Arme, die Schultern, den unteren, mittleren und oberen Rücken, die Vorderseite des Körpers, den gesamten Kopfbereich und vor allem die Gesichtsmuskeln. Machen Sie für eine Weile »gar kein Gesicht« mehr. Lassen Sie alle anderen Gedanken in den Hintergrund treten, und nehmen Sie den Kontakt zur Erde wahr.

Wie liegt Ihr Körper auf der Unterlage auf? Welchen Abdruck hinterließe Ihr Körper, wenn Sie im weichen, warmen Sand lägen? Beginnen Sie bei den Fersen. Hier ist der Druck relativ stark, während im Knöchelbereich ein Hohlraum besteht. Die Waden wiederum liegen stärker auf, die Kniekehlen sind weniger zu sehen, Oberschenkel und Gesäß deutlich erkennbar. Ertasten Sie den Rücken und die Schultern. Es folgen die Hände und die Arme, der Nacken und der Hinterkopf. Lassen Sie sich Zeit für diese Reise durch den Körper, und entspannen Sie die einzelnen Bereiche nacheinander. Legen Sie sie ab wie eine Akte, die sie bearbeitet und erledigt haben.

Spüren Sie nun den Kontakt mit der Erde von den Füßen bis zum Kopf, mit jedem Zentimeter Ihres Körpers.

Sprechen wir nicht von »Mutter Erde«? Vertrauen Sie sich ihr an, machen Sie sich einmal ganz schwer ohne die Angst, einen anderen zu belasten. Vertrauen Sie darauf, daß die Erde Sie trägt und daß Sie alles, was Sie bedrückt, der Erde übergeben können. Stellen Sie sich vor, daß an der Rückseite Ihres Körpers Ausgangspforten sind, über die sich alles Dunkle, Negative lösen kann, und lassen Sie sich Zeit dabei.

Atmen Sie bewußt aus, und verstärken Sie das Loslassen eventuell noch durch eine geeignete Affirmation. (»Ich löse mich von allem Negativen, ich lasse los« u. ä.) Vielleicht nehmen Sie dieses Abfließen als dunkle Wolken oder dicke Brocken wahr. Unterbrechen Sie das Fließen nicht!

Dann gehen Sie dazu über, mit jedem Einatmen Helligkeit oder Sonnenlicht in Ihren Körper einströmen zu lassen. Atmen Sie Frieden, Ruhe, Gelassenheit oder etwas anderes ein, was für Sie heute besonders wichtig ist, etwas, das Sie besonders nötig brauchen.

Lassen Sie mit dem Ausatmen alles Belastende noch mehr los. Mit jedem Einatmen strömt neue helle Energie bis in jede Zelle, in der nun Platz dafür ist, da Sie ja gründlich saubergemacht haben. Stellen Sie sich vor, wie die helle, leuchtende Energie Ihren Körper erfüllt. Lassen Sie die Energie fließen, und genießen Sie dieses Gefühl! Sie haben das Recht, sich gut zu fühlen.

Gehen Sie mit Ihren Gedanken dann in den Bereich der Füße. Mit jedem Einatmen lassen Sie die Energie an der Vorderseite des Körpers nach oben bis zum Scheitel und mit dem Ausatmen an der Rückseite wieder zurück zu den Füßen fließen.

Versuchen Sie, die Energie zu spüren und nicht mit dem Kopf zu beeinflussen. Körper, Seele und Geist als die drei Leibebenen entsprechen jeweils einer Schichtung unserer Energieabstrahlung, der Aura, daher sollten Sie diese Visualisierung dreimal machen!

Sammeln Sie die Energie noch einmal an den Füßen, und visualisieren Sie, wie sie nun durch den ganzen Körper zum Scheitel fließt und von oben wie die Fontäne eines Springbrunnens nach unten perlt. Bleiben Sie bei diesem Bild, solange Sie mögen!

Vielleicht haben Sie nach einiger Zeit das Gefühl, in einen hellen Mantel gehüllt zu sein, dessen schützendes Licht in allen Regenbogenfarben schimmert. Wenn Sie zu den sehr empfindsamen Menschen gehören, die leicht von Negativem beeinflußt werden, können Sie diesen »Energiemantel« vor allem dann anziehen, wenn Sie wissen, daß Sie mit Menschen zu tun haben, die sie regelrecht aussaugen. Es gibt Situationen und auch Menschen, die unbewußt wahre »Energie-Staubsauger« sind.

Ich hatte lange Zeit immer wieder fast ein schlechtes Gewissen, wenn ich nach einem intensiven Gespräch nicht selber verbraucht und blaß war, während mein Gegenüber rosige Wangen bekam und aufblühte. Außerdem kam ich mir wohl auch sehr edel vor. Erst durch die intensive Energiearbeit habe ich gelernt, daß ich viel klarer wahrnehme und Hilfestellung geben kann, wenn die Energie auch in mir fließt. Dann reagiere ich nicht auf jeden kleinen Impuls, kann besser differenzieren, was wichtig und was unwichtig ist.

Sie werden an den Reaktionen Ihrer Mitmenschen eine Veränderung feststellen, wenn sich Ihre energetische Situation verändert. Damit ist nicht gemeint, daß Sie nun sofort zu einer »energetischen Dampfwalze« werden sollten! Energiearbeit ist immer der Weg zu unserem göttlichen Kern, unserem Selbst, und *Selbst*-Bewußtsein ist etwas ganz anderes als Egoismus. Welchen Klang haben Worte, in denen das *Selbst* vorkommt? Denken Sie an *Selbst*-Wert, *Selbst*-Verständlichkeit ...

Und das Schöne daran ist: Energie ist in unendlichem Maß vorhanden – ich muß sie weder einteilen noch konservieren oder sie gar in kleine Schatzkästchen sperren, die nur zu besonderen Gelegenheiten geöffnet werden.

Beispiel einer Behandlung mit der Prana-Veda-Therapie:
Ich möchte Ihnen an einem Beispiel schildern, wie sich bei einer Prana-Veda-Behandlung die Bilder eines 38jährigen Patienten veränderten. Er litt unter dem Gefühl, keine Kraft mehr zu haben, um den Anforderungen gewachsen zu sein, die beruflich und familiär an ihn gestellt wurden. Er beschrieb sein Empfinden: Es sei alles dunkel, er habe keinen Boden mehr unter den Füßen; er falle ständig in ein dunkles Loch und habe nicht mehr die Kraft, herauszukommen. Nach einem ausführlichen Vorgespräch schlug ich ihm eine Energiebehandlung und das vorherige Öffnen der Chakren vor, ohne über die Farben, die Zuordnungen zu sprechen. Er sagte, er könne sicher nicht visualisieren, war aber dann bereit, sich darauf einzulassen, seinen Perfektionismus und seine übersteigerten Ansprüche an sich selbst einmal beiseite zu lassen. Es gibt wenige Menschen, die nicht visualisieren können; manche sind allerdings mehr auditiv veranlagt, das heißt, sie reagieren mehr auf auftauchende Geräusche, Gerüche oder taktile Reize wie Berührung, Wärme, Kälte. Wichtig ist es, erst einmal die Erwartungshaltung abzubauen oder das Gefühl, dem Therapeuten zuliebe tolle bunte Filme mit Ton produzieren zu müssen.

Vor jeder Behandlung mache ich eine rituelle Handmassage, um die Energie in meinen Händen zu spüren und ihre Sensibilität zu erhöhen. In dieser Zeit komme ich zur Ruhe, werde mir des Zustandes meiner Chakren und meiner momentanen energetischen Situation bewußt. Ich öffne mental meine eigenen Chakren, um Negatives abfließen zu lassen. Damit verhindere ich auch, daß ich verdichtete Energie während der Behandlung aufnehme, speichere oder übertrage. Ich stelle mich auf den Patienten ein, nehme ihn bewußt wahr. Ich lasse meine eigenen Bilder auftauchen und bitte meine inneren Instanzen um Schutz und Führung für uns beide. Oft ist es die Weise Frau oder mein spiritueller Lehrer, die mir Hinweise geben oder meine Hände führen.

Peter* lag bequem in eine warme Decke gehüllt auf der Liege. Er hatte vorher noch ein entspannendes Fußbad genommen. Ich hatte ihm erklärt, daß wir jederzeit miteinander sprechen können, ohne daß es zu einer Unterbrechung kommt. Um seinem logischen Denken entgegenzukommen, hatten wir auch bereits über den Alphazustand und die Schwingungsfrequenz der Gehirnwellen gesprochen, die in einer Entspannung meßbar ruhiger werden. In diesem veränderten Bewußtseinszustand haben wir Zugang zu einer anderen Ebene, zur rechten Gehirnhälfte, unserer Intuition und zu bildhaften Vorstellungen.
Im Vordergrund stand erst einmal das Gefühl der Energie- und Kraftlosigkeit. Einem völlig erschöpften Menschen hilft es oft wenig, wenn ich ihn als erstes mit den tiefen Ursachen seiner

* Der Name ist geändert.

Erschöpfung konfrontiere. Er braucht die Energie, um wieder »die Ohren zu stellen«, um sich dann damit auseinandersetzen zu können, warum es ihm so schlechtgeht. Einem Menschen mit schlimmen Magenschmerzen würde man doch auch zuerst etwas Symptomlinderndes geben und ihm nicht zu allem Elend noch detailliert klarmachen, was »Krankheit als Weg« bedeutet.

Das dritte Chakra, bei den Japanern auch *Hara* genannt, ist solch eine Batterie, die immer wieder aufgeladen werden kann. Als Organchakra versorgt es die Bauchorgane; die häufigen Magenbeschwerden des Patienten wiesen ebenfalls in diese Richtung. Die zugehörige Farbe ist ein sonniges, leuchtendes Gelb, Symbol für die Kraft, die nach innen geht.

Ich führte ihn in eine Entspannung und bat ihn dann, sich auf das Nabelchakra 2 cm unterhalb des Nabels einzustellen. Ich legte meine energieaufnehmende linke Hand auf die gleiche Höhe im Rücken, öffnete das Chakra mit kreisenden Bewegungen und forderte ihn auf, dorthin zu spüren, sich Zeit zu nehmen und, ohne etwas zu erwarten, Gefühle oder Bilder auftauchen zu lassen. Auch flüchtige Bilder und Empfindungen möge er bitte beschreiben. Spontan berichtete er vom Bild einer schwarzen Ofentür mit Riegeln. Ich öffnete auch das vordere Chakra und ließ kosmische Energie fließen, um das Öffnen zu unterstützen.

Nach kurzer Zeit kam es zu Veränderungen. Peter berichtete, er bekomme Herzklopfen, Druck in der Brust und er habe einen Kloß im Hals. Um den Druck zu vermindern, kann es sinnvoll sein, das rückwärtige Herz- und Kehlchakra zusätzlich zu öffnen.

Diese Erscheinungen sind typische Ablenkungsmanöver der

Barrieren, die sich nicht lösen wollen. Viele Barrieren hatten einmal in bestimmten Situationen eine Schutzfunktion. Die Situation existiert gar nicht mehr, aber die Barriere hat sich verselbständigt.

Denken Sie an einen Vogel, der ständig in einem kleinen Käfig eingesperrt war. Immer wieder ist er gegen die Gitterstäbe geflogen, bis er sich an diesen engen Raum gewöhnt und resigniert nur noch seinen kleinen Aktionsradius wahrgenommen hat. Als man ihn an einem warmen Frühlingstag im Garten auf den Ast eines blühenden Apfelbaumes setzte, machte er lange Zeit immer nur ganz zaghafte Flugversuche und war gar nicht in der Lage zu sehen, welche unendlichen Möglichkeiten es für ihn gab.

Und dann öffnete sich die Ofentür. Sie füllte den ganzen unteren Rücken vom Kreuzbein bis zur Herzgegend aus. Darin zeigten sich starre, streng geometrische Formen in kühlem Dunkelblau, von dunklen Wolken umgeben. Sie begannen sich langsam zu drehen. Peter war sehr blaß, sein Gesicht wirkte angestrengt, die Augenlider flatterten, und seine Stimme klang gepreßt. Er beschrieb eine zähe dunkle Masse, die sich langsam nach außen wälzte, mit den Worten: »Es ist soviel.« Etwa 20 Minuten lang floß dunkle, verdichtete Energie ab, sichtbar als kleine Rinnsale und Mauerreste. Dann kamen dunkle Nebelschwaden, die ganz allmählich heller wurden. »Irgendwo scheint die Sonne«, berichtete er. Das Licht bekam andere Qualitäten, die er als »bonbonfarben, falsch, ja fast eklig« schilderte. Erst nach einer weiteren Zeit war dann die Ofentür eine helle Öffnung geworden, ein Gelb mit zarten Regenbogenschattierungen.

Das Gesicht des Patienten hatte sich völlig verändert. Die Augenlider waren ganz ruhig geworden. Er sah ein wenig müde aus, aber völlig entspannt und friedlich. Ich bat ihn, die Vorderseite seines Körpers zu visualisieren, und ohne zu zögern, beschrieb er das vordere Nabelchakra: »Es ist ein Füllhorn, wie ein Trichter! Die Spitze zeigt zu mir, und es ist strahlend gelb, wie eine Sonnenblume.« Ich ließ ihm noch eine Weile Zeit, um dieses strahlende kräftige Gelb zu spüren und von »der Kraft, die nach innen geht«, zu tanken. Sein Gesicht bekam Farbe, und als er aus der Entspannung zurückkam, war die Resignation aus seiner Stimme verschwunden. Damit war der erste Schritt eines langen Weges getan, und er verabschiedete sich mit einem fröhlichen Lachen: »Es gibt viel zu tun – packen wir's an!«

10 Die Verdauung

Was ist Verdauung? Woran denken Sie bei dem Begriff? An Stuhlgangprobleme, Abführmittel, Magenschmerzen, Blähungen und andere unangenehme oder zumindest lästige Beschwerden? Vielleicht auch an Dinge, die »Ihnen auf dem Magen« liegen, den Tiefschlag, den Ihnen jemand versetzt hat und den Sie noch lange nicht verdaut haben? Vielleicht fällt Ihnen auch die Laus ein, die noch immer über Ihre Leber läuft, der unverdauliche dicke Brocken im Hals, der sich als Frosch verkleidet hat, die Zähne, die Sie sich an einer Situation oder einem Menschen ausgebissen haben, oder die Antwort auf eine Frage, die Ihnen direkt auf der Zunge liegt und nicht herauswill.

Wenn sich keine verbale Lösung ergibt, scheißen Sie dem anderen etwas mit dem anderen Ende des Verdauungstrakts, und dann kann er Sie … vornehmer ausgedrückt: mal kreuzweise. (Am Kreuzbein am unteren Ende der Wirbelsäule beginnt die Analfalte.) Auch Menschen, die sonst keinen Zugang zur Weltliteratur oder zu den deutschen Klassikern haben, zitieren gerne mal Goethes *Götz von Berlichingen*.

Witze, in denen es um »Verdauungsprobleme« geht, halten sich über Generationen in leicht abgewandelter Form und sind besonders in unserer sauberkeitsfanatischen Gesellschaft immer wieder sehr beliebt. Ich erinnere mich noch an den ersten »Werner-Film«. Zwei mir für ein Wochenende anvertraute Kinder hatten ihn als Videokassette mitgebracht und erzählt, er sei ganz toll, und obwohl sie die Texte schon fast auswendig kannten, wollten sie ihn noch mal sehen. Sie amüsierten sich köstlich, lagen fast unter dem Tisch vor Lachen, obwohl sie sonst für Kinder nach meinem Geschmack eher zu gut erzogen und kontrolliert waren. Ich hatte damals einen fast neurotischen Reinigungs- und Reinheitsfimmel auf allen Ebenen und konnte nur noch etwas gequält lächeln. Ich hatte das Gefühl, eine Aneinanderreihung von Verdauungsstörungen zu sehen. Ständig war einem der Akteure schlecht, mußte sich einer übergeben oder hatte Durchfall, waren die Toiletten verstopft oder die Abflußrohre kaputt.

Später beschäftigte ich mich dann selbst intensiv mit Darmreinigung und -spülungen, den psychischen Aspekten des Darms und allen Methoden, die teilweise recht rigide »Licht in das Dunkel« bringen sollten. Ich glaube, ich habe fast alles ausprobiert, was es auf diesem Gebiet an Sinnvollem und Unsinnigem gibt. Es begann mit Abführmittelmißbrauch im Rahmen diverser Diäten, wochenlangen Fastenkuren und ähnlichen Torturen, die gerade Menschen mit einem starken Kontrollbedürfnis und einem Hang zur Perfektion leichtfallen und ihre Muster verstärken.

Wochenlang kaute ich z. B. nur altbackene Brötchen und speichelte sie gründlich mit Milch ein. Der behandelnde Arzt setzte mir noch Dauernadeln, um den Stoffwechsel zu aktivieren. Ich nahm rapide ab, fand die Wirkung zu Anfang auch ganz toll, da ich mich meinem Traumgewicht von 95 Pfund bei einer Größe von 175 cm näherte. Als mir irgendwann doch Bedenken kamen, erklärte mir der Arzt für Naturheilverfahren, dessen Spezialität diese Kuren waren: »Seien Sie doch froh, daß Sie so schön schlank sind – ich finde das ganz toll.« Hier wurde ein Verfahren aus der Naturheilkunde mißverstanden, nämlich die sogenannte »Mayr-Kur«, die sich wie viele andere Methoden auf den bekannten Satz stützt: »Der Tod sitzt im Darm.«

Sicher kann man diesen Tod nicht dadurch aufheben, daß man ihn gnadenlos mit Hilfe von Antibiotika (die Silbe *bios* bedeutet Leben, und *anti* heißt gegen) bekämpft. Antimykotika (Pilzmittel) zerstören das natürliche Milieu. Zum Wesen der Pilze gehört es nun einmal, daß sie nur auf totem, energetisch unterversorgtem Untergrund wachsen und gedeihen können. Was bringt es, wenn ich die Pilze abtöte, aber die Ursachen auf der seelischen und geistigen Ebene nicht erkenne und aus dem Schatten ans Licht hole?

Hier ist Lebendigkeit – Energie – dringend erforderlich; nur wenn meine Energien wieder fließen, können körperliche, seelische und geistige Ausscheidungen in Bewegung kommen. Ich kann mich von ihnen ohne Abschiedsschmerz trennen, muß sie nicht mehr aus Angst vor einem eventuellen Vakuum, einer Leere, festhalten. Das Lösen tiefsitzender Barrieren und Blockaden erfordert Mut und ist erst einmal anstrengend, aber dann bekomme ich allmählich eine Ahnung von dem, was möglich ist, wenn die Energie nicht mehr blockiert ist. Ich gewinne das Vertrauen in den unendlichen Reichtum der göttlichen Schöpfung, deren Teil ich bin. Wenn ich meinen göttlichen Kern, mein Selbst erkenne, nähere ich mich meinem Potential, all dem, wozu ich fähig sein kann. Wir sollen Dialogpartner Gottes sein und nicht kleine, armselige Würmer, die im Staub kriechen, ständig auf den Knien liegend herumjammern oder sich mit einer verbissenen Askese jede Freude am Leben nehmen.

Zum Verdeutlichen eine kleine Geschichte:

Zwei Männer klopften an die Himmelstür und begehrten Einlaß. Der eine hatte sein ganzes Leben lang gefastet, sich kasteit, gegeißelt und Buße getan. Der andere hatte liebevoll seine Familie versorgt, seine Arbeit getan und an Feiertagen auch einmal gut gegessen und getrunken. Er wurde eingelassen und bekam einen Platz im Himmel. Dem anderen sagte Petrus, er möge doch noch einmal auf die Erde gehen, er habe noch zu lernen. Der Mann wurde wütend und begehrte energisch Einlaß, mit der Begründung, er habe doch sein ganzes Leben geopfert, gelitten und Fürbitte getan. Nun wolle er auch seine Belohnung erhalten. Da kam eine Stimme von oben: »Ja – aber *du hast auch schrecklich genervt.*«

Wir haben unseren göttlichen Kern ganz sicher nicht bekommen, um ihn zu verstecken und kleinzuhalten. Im Sinne von Reinigung sollten wir genügend Raum in uns schaffen, damit unser wahres Selbst sich wohl in uns fühlt und sein helles Licht erstrahlen kann. Hier gibt es genug zu putzen und sauberzumachen. »Packen wir's an!«

Was ist Verdauung?

Essen spielt in unserem Leben eine große Rolle, und wir kennen viele verschiedene Geschmacksrichtungen, haben besondere Vorlieben und wissen auch, daß »das Auge mitißt«. Ein gesunder Erwachsener nimmt pro Jahr ca. eine halbe Tonne Nahrungsmittel zu sich, und die müssen verdaut werden, egal, ob sie gut oder schlecht für den Körper sind. Das Verdauungssystem ist ein ca. 8 m langer Schlauch, der sich von den Lippen bis zum After durch den Körper zieht und den man in verschiedene Abschnitte, je nach Lage und Funktion einteilt: Mund, Rachen *(Pharynx)*, Speiseröhre *(Ösophagus)*, Magen *(Gaster* oder *Ventrum)*, Dünndarm *(Intestinum tenue)* und Dickdarm *(Kolon)*. Bei der Passage durch den Verdauungstrakt wird die Nahrung zerkleinert, mit einer Vielzahl von chemischen Substanzen vermischt und in kleinste Bestandteile zerlegt, die dann vom Körper aufgenommen oder gespeichert werden können. Dieser Vorgang wird als Stoffwechsel bezeichnet. (»Ein Stoff wird gewechselt.«) Unverdauliches wie z. B. die Zellulose, die sogenannten Ballaststoffe werden wieder ausgeschieden.

Die drei Hauptbestandteile der Nahrung sind Eiweiß, Kohlehydrate und Fett. Eiweiß (Protein) ist für Aufbau und Reparatur nötig, Kohlehydrate sind der Brennstoff, und Fett baut auf, heizt ein und ist Reserve für Notzeiten. Außerdem brauchen wir Vitamine und Mineralstoffe für das reibungslose Funktionieren zahlreicher Körpervorgänge. Vitamine *(vita* = Leben) sind lebensnotwendige chemische Substanzen, die teilweise über die Ernährung zugeführt werden, da der Körper sie nicht selbst herstellen kann. Mineralstoffe sind Elemente wie Kalzium, Eisen, Natrium, Kalium und Jod. Sie sind in unterschiedlicher Menge vorhanden. Vom Kalzium z. B. ist relativ viel vorhanden, während andere wiederum nur in Spuren vorkommen; sie werden daher als Spurenelemente bezeichnet.

Die ersten Werkzeuge der Verdauung sind die Zähne. Die vorderen Schneidezähne sind zum Abbeißen da. Die daran anschließenden Eckzähne dienen zum »Erlegen der Beute«, beim heutigen Menschen sind sie verkümmert. (Lediglich bei

Vampiren kann man sie um Mitternacht noch gut erkennen.)
Es folgen die sogenannten Prämolaren, die zum Zerquetschen,
Zerbeißen und Zermahlen dienen sowie die Molaren, die für
das »Grobe« zuständig sind. Sie sind die kräftigsten Zähne,
mit denen wir sogar Knochen zermahlen oder Nüsse knacken
könnten. Die Weisheitszähne, die einmal als Zeichen der Reife
galten, sind nicht bei allen Menschen angelegt.
Die Zunge ist ein gut beweglicher Muskel mit Geschmacksknospen, die auch vor verdorbener Nahrung warnen können.
Ohne sie ist Sprache nicht möglich. Sie befördert den Nahrungsbrei in den Rachen.

Speichel ist für die Verdauung sehr wichtig. Bis zu $1^1/_2$ Liter
werden pro Tag gebildet. Die Kohlehydratverdauung beginnt
bereits im Mund. Wenn Sie einen Bissen Brot lange genug
kauen, wird er durch die sogenannte Amylase chemisch auf-
geschlossen, das heißt, Sie können den Zucker schmecken, zu
dem die Kohlehydrate abgebaut werden.
Vom Rachen gelangt der Bissen mit einer Geschwindigkeit
von 6 cm in der Sekunde in die ca. 25 cm lange Speiseröhre.
Der Kehldeckel verschließt die Luftröhre und den Eingang
zum Kehlkopf. Schlangenähnliche, wellenförmige Bewegungen, die sogenannte Peristaltik, befördern den Bissen weiter.
Sie sind so kräftig, daß man sogar im Kopfstand einen Bissen
herunterschlucken kann. Beim Erbrechen wird der Speisebrei
gewaltsam aus dem Magen und aus dem Mund befördert. Die
Peristaltik kehrt sich um.
Der Mageneingang ist ein Ringmuskel, der ein Zurückfließen
der Nahrung verhindert. Schließt er nicht richtig, so gelangt
Salzsäure aus dem Magen in die Speiseröhre, und wir bekom-

men Sodbrennen. Der Magen ist ein Vorratsbehälter, denn er speichert eine Mahlzeit, bearbeitet sie und gibt sie in kleinen Portionen weiter. Er ist auch Mixer: Er vermischt die Nahrung und Magensäfte. Salzsäure tötet Bakterien ab und zerlegt Eiweiß. Zum Schutz ist die Mageninnenwand von einer dicken Schleimhaut überzogen.

Über den Magenpförtner werden kleine Portionen in den ca. 30 cm langen Zwölffingerdarm (Duodenum) abgegeben. Ein kompliziertes Nachrichtensystem steuert Bewegungen sowie die Abgabe der unterschiedlichen Enzyme und Verdauungssäfte in Magen und Darm. Gallenblase und Bauchspeicheldrüse werden aktiviert.

Der ca. $2^{1}/_{2}$ m lange Dünndarm besteht aus drei Abschnitten, in denen die eigentliche Verdauung stattfindet. Hier werden die wesentlichen Nährstoffe weiter in ihre Bestandteile zerlegt und absorbiert. Da die meisten Abführmittel lediglich auf den sich anschließenden Dickdarm wirken, bringt der exzessive Gebrauch lediglich das Gleichgewicht der Elektrolyte und Mineralstoffe durcheinander. Fettkügelchen werden bereits im ersten Dünndarmabschnitt von der Galle aus der Gallenblase in feinste Tröpfchen gespalten (emulgiert) und zum großen Teil bereits dort vom Körper aufgenommen.

Um die Oberfläche der Darmschleimhaut zu vergrößern, gibt es Ausstülpungen (Zotten, ca. 40 pro cm^2) und etwa 600 Ringfalten sowie den sogenannten Bürstensaum. Durch diese genialen Konstruktionen vergrößert sich die Oberfläche auf $120–150$ m^2. Die sogenannten Peyerschen Plaques, kleine Inseln lymphatischen Gewebes, sind wichtige Anteile unseres Immunsystems.

Über einen eigenen Kreislauf gelangt die zerlegte Nahrung

nun in die Leber. Sie wird in alten Texten als der Sitz der Zorns und als Quelle der Tränen beschrieben. Sie ist mit ca. 2000 g die größte Körperdrüse. $1^1/_2$ Liter Blut durchfließen sie in der Minute. Sie ist ein kompliziert aufgebautes Klärwerk, das an ca. 500 verschiedenen Stoffwechselvorgängen beteiligt ist. Hormone und Giftstoffe, Medikamente und Alkohol werden zu harmlosen Abfallprodukten und ausgeschieden. Ist zuviel Eiweiß zu verarbeiten, wandelt die Leber den anfallenden Stickstoff in Harnstoff um, der über die Nieren gefiltert und mit dem Urin ausgeschieden wird. Alkohol wird in der Leber abgebaut und zerstört die Leberzellen. Sie vergrößert sich zuerst, verfettet und entzündet sich dann. Eine Hepatitis entsteht, und bei weiterem Alkoholkonsum kommt es zur Zirrhose mit bindegewebigen Narben. Mit fortschreitender Zerstörung wird die Leber funktionsunfähig und kann ihre Entgiftungsfunktion nicht mehr erfüllen.

Galle und Gallenblase

Die Gallenblase ist ein kleines, birnenförmiges Säckchen, das unter dem rechten Leberlappen liegt. Sie speichert die in den Leberzellen gebildete Lebergalle, dickt sie ein und gibt sie bei Bedarf in den Dünndarm ab. Die Gallenflüssigkeit emulgiert die Fette und wird im letzten Dünndarmabschnitt recycelt, das heißt in die Leber zurücktransportiert und wiederum der Galle beigemischt.

Die Bauchspeicheldrüse *(Pankreas)* ist ein 70 g schweres Organ an der Hinterwand der Bauchhöhle. Der Kopf liegt in einer Schleife des Dünndarms; der Schwanz reicht fast bis zur Milz. Die Drüse ist in viele kleine Läppchen gegliedert, die wichtige Verdauungssäfte abgeben. Kleine Zellinseln, die Langerhans-

Inseln, produzieren Hormone. Bekannt ist das Insulin; es wird direkt ins Blut abgegeben und steuert den Zuckerstoffwechsel. Endstation ist der Dickdarm. Er hat einen Durchmesser von ca. 6 cm und eine Länge von etwa $1^1/_2$ m. Er beginnt mit dem Blinddarm und ist durch eine Klappe, die Ileozäkalklappe, vom Dünndarm getrennt. Am Blinddarm liegt ein kleines ca. 10 cm langes wurmartiges Anhängsel, der Wurmfortsatz, im Sprachgebrauch fälschlich oft als Blinddarm bezeichnet. Neuerdings wird er, ebenso wie die Mandeln, wieder als ein Teil der Immunabwehr gesehen, den man nicht ohne triftigen Grund entfernen sollte. Immer wieder entfernte man gesunde Organe nach dem Motto: Wenn sie nicht mehr da sind, können sie auch nicht mehr krank werden, und leider werden immer mehr Fälle bekannt, wo Frauen ohne medizinische Notwendigkeit die Gebärmutter oder eine Brust entfernt wurde, »zur Vorbeugung«.

Der Dickdarm beginnt am rechten Unterbauch, steigt auf zur Leberkrümmung, verläuft quer und steigt an der linken Seite, der Milzkrümmung, wieder ab. In der Mitte des Unterbauchs geht er in eine S-förmige Schleife über, dann in den Mastdarm, das *Rektum,* und das Ende bildet der 6 cm lange Analkanal. Zwei ringförmige Muskeln, *Sphinkter,* bilden den Analverschluß; sie reagieren über Nervenimpulse auf Dehnung des Mastdarms. Der Kot enthält Zellulose, unverdauliche Nahrungsbestandteile, Gärungs- und Fäulnisprodukte, weiße Blutkörperchen, Verdauungssäfte, abgestorbene Darmzellen und abgetötete Bakterien. Eine gesunde Darmflora enthält Millionen von Bakterien, vor allem Coli, für Verdauung und Synthese. Hülsenfrüchte enthalten Stoffe, die nicht bereits im Dünndarm bearbeitet werden können; daher entsteht im Dickdarm besonders viel Gas. Blähungen werden nur zu ca. 10% als »Winde« über den Darm ausgeschieden. Der Großteil wird von der Darmwand aufgenommen und über die Leber und Niere entgiftet.

Wenn der Nahrungsbrei aus dem Dünndarm in den Dickdarm übergeht, ist die Vedauungsarbeit des Magen-Darm-Kanals praktisch abgeschlossen. Eine gewisse Restverdauung ist möglich. Hauptaufgabe des Dickdarms ist jedoch die Wiederaufnahme von Wasser und Salzen, die der Körper zum Ausgleich dringend braucht. Etwa 85% des Wassers werden zurückgeholt, gleichzeitig wird der restliche Nahrungsbrei eingedickt. Magen und oberer Dünndarm sind nahezu keimfrei durch die Salzsäure, während der Dickdarm mit einer gesunden, lebendigen Bakterienflora besiedelt sein sollte. Restliche Eiweißkörper werden durch Fäulnis (basisch) zerstört. Die restlichen Kohlehydrate werden durch Gärung (sauer) zersetzt. Die sauren und basischen Endprodukte sollten sich in etwa die Waage halten, also im Gleichgewicht sein. Bei der Gärung entsteht neben Methan u. a. auch Alkohol, der im Übermaß die Leber schädigen kann. Große Mengen Rohkost können daher für ein schwaches oder angegriffenes Verdauungssystem regelrechtes Gift sein. Auch hier sollte man sich an den Grundsatz halten: »Eines schickt sich nicht für alle« und wieder mehr die innere Stimme beachten.

Jeder Mensch ist ein eigener kleiner Kosmos, der ebenso wie die Jahreszeiten, die Tageszeiten, unser Klima, das Lebensalter und vieles andere einer dynamischen Veränderung unterliegt. Starre Diätvorschriften, die vielleicht noch aus einem klimatisch völlig anderen Gebiet stammen, bringen das subtile Regelwerk rasch durcheinander. Ernährungsempfehlungen sollten immer individuell auf die Konstitution und ein momentanes Ungleichgewicht abgestimmt und nach einiger Zeit wieder überprüft und den veränderten Gegebenheiten angepaßt werden. Der drawidische Ayurveda legt großen Wert auf die Lehre von den Doshas Vata, Pitta und Kapha, die den 5 Elementen zugeordnet sind. Sie bestimmen unsere Konstitution, und ein Ungleichgewicht kann u. a. durch eine geeignete Ernährung und einen strukturierten Tagesablauf harmonisiert werden.

Das Verdauungsspiel

Dieses Spiel (frei nach »Monopoly«) ist aus dem Gedanken heraus entstanden, die komplizierten Vorgänge im Körper mit Bildern und Vorstellungen zu koppeln, damit man sie besser behalten kann. Wenn ich meinen Patienten, die mit Magen-Darm-Beschwerden zu mir kommen, das Verdauungssystem erkläre, so merke ich bald, wie sie abschalten oder sich krampfhaft bemühen, Einzelheiten zu verstehen und zu behalten. Das funktioniert nur streßfrei, wenn beide Gehirnhälften integriert sind. Die linke Hälfte korrespondiert mit der rechten Körperseite. Sie ist dem Verstand zugeordnet, nimmt Details auf, kann sie aber nicht miteinander verknüpfen. Die rechte Gehirnhälfte steuert die linke Körperseite und ist zuständig für das bildhafte, ganzheitliche Erfassen. Das Ausdrücken des Gespeicherten übernimmt wiederum die andere Hälfte. Um beide Gehirnhälften und ihre Fähigkeiten anzusprechen, habe ich die sachlichen Informationen ein bißchen bunter eingepackt, damit das Lernen Freude macht.

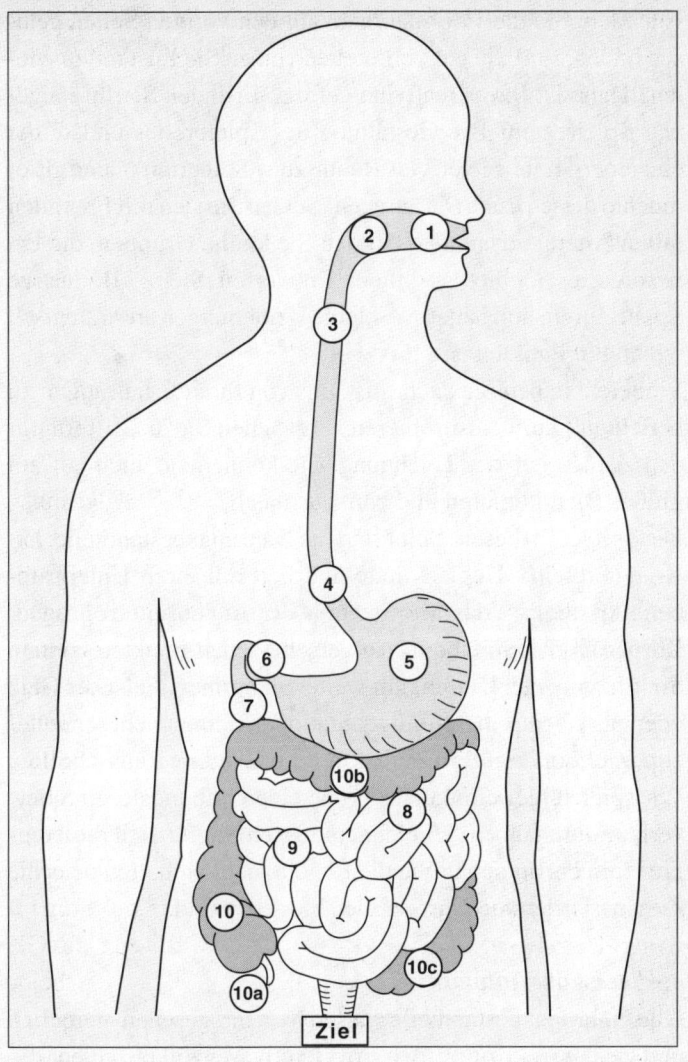

Das Verdauungsspiel

Nachdem Sie die Informationen auf den vorigen Seiten gelesen haben, sind Sie gut vorbereitet. Haben Sie Lust mitzuspielen? Dann ist Ihre Kreativität gefragt. Erfinden Sie Ihre eigenen Spielregeln! Die Gestaltung des Spielbrettes und seiner einzelnen Teile bietet viel Raum zum Selbertun – und dazu möchte dieses Buch Sie anregen! Setzen Sie sich mit Freunden (allen Alters) zusammen. Bilden Sie kleine Gruppen, die ein bestimmtes Gebiet gestalten. Entwerfen Sie z. B. lustige Spielfiguren, und bauen Sie kleine Belohnungen an strategisch wichtigen Punkten ein.

Vielleicht haben Sie auch Lust, uns von Ihren Erfahrungen zu berichten? Zum Ausprobieren vergleichen Sie die Ziffern mit den Zahlen auf der Zeichnung. Sie können sie auch auf ein großes Blatt kopieren und bunt ausmalen.

Die Spieler in diesem Spiel sind die Nahrungsbestandteile: Eiweiß (Protein). Kohlehydrate und Fett mit ihren Untergruppen. Alkohol ist das Monster mit der Außenseiterrolle. Der Körper ist das Spielbrett. An verschiedenen Punkten können Sie Enzyme etc. kaufen, um weiterzukommen. Falscher Geiz oder das Überspringen einiger Stationen führen nicht schneller zum Ziel, sondern zum Zurückfallen oder zum »Rausschmiß«. Wir spielen hier einmal zur Probe einen reibungslosen Spielverlauf durch, aber vielleicht entdecken Sie für sich die Wegkreuzungen, an denen Sie die Regeln nicht einhalten oder die Zufahrts- oder Ausfahrtsstraßen blockiert sind.

1. Hier ist der Anfang!

Alle Nahrungsbestandteile warten hier, um gesehen, gerochen und geschmeckt zu werden. An Gehirn Wegzoll bezahlen; dafür Speichel und Magensäfte einkaufen.

2. 1x Aussetzen zum gründlichen Kauen – Auswahlkarte ziehen:

Für Kohlehydrate Ptyalin anfordern für Umwandlung in Zucker. Wenn bereits geschehen: Belohnung kassieren und mit Hilfe von Zunge auf 3 weiterrücken.

Nerven schicken Impulse für wellenförmige Abwärtsbewegung (Peristaltik) und telefonieren mit Magenzentrale. Verdauungssäfte anfordern.

Vorsicht beim Überqueren der Luftröhre, Kehldeckel *(Epiglottis)* schlägt zu. Wenn nicht, Irrfahrt in die Luftröhre! Bei heftigem Husten von vorn beginnen. 3x aussetzen zum Entspannen und Kauen-Üben.

3. Fahrpreis für Paternoster in der Speiseröhre entrichten.

4. Nicht drängeln am Mageneingang. Langsam weiterschieben lassen.

Achtung: Alarmstufe Rot. Hektische Spielernaturen fordern zu viele Enzyme und Säuren an, ohne daß etwas im Magen zu zerlegen ist. Magengeschwür – Magen zerstört sich selbst. Der Spieler wird disqualifiziert. Er scheidet aus, da er die Spielregeln nicht eingehalten hat.

5. Spieler Kohlehydrate:

Zieht als erster weiter, da Verdauungsenzyme bereits im Mund vorgearbeitet haben.

Spieler Protein:

Salzsäure und Pepsin einkaufen für Eiweißverdauung; Zerlegung der Eiweiße in lebenswichtige Aminosäuren. Weitere Aufspaltung abwarten, Belohnung kassieren und weiter nach 6.

6. *Telegramm an Duodenum: Bin im Anmarsch! Fahrkarte* 1. Klasse und Eintrittskarte gewonnen.

Spieler Milchprotein:
1x aussetzen – Gerinnung abwarten, dann 1 Feld weiterrücken.

Spieler Fettmolekül:
Lipasedarlehen vom Darm anfordern; kleine Fettkügelchen müssen 1x aussetzen. Lipase zur Umwandlung in Fettsäuren und Glyzerol benutzen; erst dann ein Feld weiterrücken.

Spieler Alkohol:
Magenwände lassen ihn ungehindert passieren. Klaut Fahrschein 1. Klasse ins Blut. Seinen Fahrpreis müssen die anderen mitbezahlen. Leber verfaßt Bittschrift an Gehirnzentrale und Geschmacksknospen im Mund: Nächstes Mal besser aufpassen – tarnt sich geschickt!

7. *Zollstation und Wechselstube am Eingang zum Duodenum* (technische Daten: Zwölffingerdarm; ca. 30 cm lang, 12 Fingerbreiten).
Säure aus dem Magen aktiviert Darmhormone als Expreßboten an Bauchspeicheldrüse: fordert alkalische Verdauungssäfte an.
Aufgabe: Wechsle Magensäure in basische (alkalische Galle) und andere Darmsäfte um. Säure wird neutralisiert, Enzyme (Beschleuniger) im Großeinsatz.
Unverdauliche Bestandteile (Zellulose und einige Fette) leisten noch hartnäckigen Widerstand. Alle anderen hissen die weiße Fahne: Bereit zur Nährstoffaufgabe!

8. Drehschranke und Kreisverkehr im Dünndarm:
Rechtzeitig in die richtige Spur einordnen! Sonst Gefahr von
Turbulenzen, heftigen Winden und Stau. Proteine: Route A,
Kohlehydrate: Route B, Fette: Route C.

Proteine: Pankreassäfte als Anhalter mitnehmen; befreundete
Darmsäfte an der nächsten Raststätte treffen. Gemeinsamer
Workshop, Ergebnis: Aminosäuren (Eiweißbausteine).

Kohlehydrate, dreispurige Fahrbahn:
Zucker: durch Speichelenzyme gedopt; rückt sofort auf 9 vor –
geht gleich ins Blut. Zellulose: Stopp – Ballaststoffe; sind
nicht zur Kooperation bereit. Bleiben hartnäckig und stur –
keine Wandlung möglich – gelangen unverändert ins Ziel!
Die übrigen Verkehrsteilnehmer nehmen Hilfe von Darm- und
Pankreassäften dankbar an; gemeinsames »frohes Schaffen«;
gehen als Einfachzucker weiter nach 9.

Fette:
Galle tanken, um Fetttröpfchen zu emulgieren. Lipase aus
Darm und Bauchspeicheldrüse verwandelt in Fettsäuren und
Glyzerin. Achtung: Abzweigung zur Leber nicht verpassen.
Übrige Fette: einmal aussetzen; Lymphzoll für Weiterfahrt in
die Blutbahn bezahlen.

*9. Eingang zur Berg-und-Tal-Bahn mit Massage (letzter
Dünndarmabschnitt):*
Auf dem Schild über dem Eingang steht: Tausend Überra-
schungen! Hier wird jeder durcheinandergeschüttelt, geknetet
und massiert. 1. Etappe: Dauer 4–8 Stunden. Millionen win-
ziger Finger (Zotten) sind pausenlos im Einsatz: Brauchbare
Nährstoffe gelangen ins Blut und ins Lymphsystem.

10. Dickdarm (Kolon):

Achtung – Warnung an alle: Staugefahr an der Ileozäkalklappe, dem Übergang vom Dünndarm zum Dickdarm. Hier enge Sackgasse erkennen: Keine Durchfahrt, da keine Wendemöglichkeit; Name: Wurmfortsatz (*Appendix,* 10a). Leute, die es noch nicht besser wissen, sprechen vom Blinddarm; der heißt aber Zäkum und ist der erste Abschnitt des Dickdarms. Haben Sie Ihren Wurmfortsatz noch? Wenn ja, Belohnung kassieren, da wichtig fürs Immunsystem.

Die Tagesschau meldet:

Leider hat es sich in Kirschsteinkreisen noch immer nicht herumgesprochen, daß es im Appendix kein Zurück gibt und katastrophale Folgen zu erwarten sind. Eine Initiative zur Rettung des Wurmfortsatzes hat jedoch schon erste Erfolge gezeigt: Tragen Sie sich in die Unterschriftenliste ein, spenden Sie eine angemessene Summe, und rücken Sie ein Feld vor.

Herzlichen Glückwunsch – Sie sind bis in die letzte Etappe gekommen! In den Peristaltik-Expreß zur Wasserresorption einsteigen (Abfahrt nur alle 6–8 Stunden). Steile Auffahrt bis zur Leberkrümmung. Achtung: Nicht aussteigen – Engpaß und scharfe Kurve. Zur Erholung durch das berühmte »Transversum« (10b) weiter geradeaus, Haarnadelkurve und – geschafft – es geht abwärts (10c).

Jetzt nicht aufgeben – keine Müdigkeit vorschützen!

Letzte Hürde: Durch zu langen Aufenthalt und Hochspannung: Austrocknen oder Festrosten – also ohne Pause mit Schwung durch das *Ziel.* Geschafft!

Verdauung – nicht nur ein körperlicher Vorgang

Der reibungslose Ablauf der Verdauung hängt eng mit unserer seelischen Verfassung zusammen, und oft genügen kleine Disharmonien, um das feine Regelsystem durcheinanderzubringen. Viele Menschen können nicht auf eine fremde Toilette gehen oder sind »völlig zu«, wenn ihre gewohnte Ordnung gestört ist. Streß und Anspannung können sowohl zu Durchfall als auch zu Verstopfung führen, und es gibt unendlich viele Möglichkeiten von kleinen lästigen Befindlichkeitsstörungen bis zu bösartigen Tumoren. Krebs im letzten Dickdarmabschnitt zählt zu den häufigsten Krebsarten. Auffälligkeiten und Veränderungen sollten immer rechtzeitig und gründlich abgeklärt werden. Es macht keinen Sinn, Schmerzen ständig damit zu erklären, »es sei die Psyche«, und darüber die Vorteile einer exakten Körperdiagnostik und der Naturheilkunde zu vergessen.

Verdauung bedeutet Aufnahme körperfremder Stoffe, Zerlegen in kleinste Bausteine, das Nützliche assimilieren und den Ballast, das Unbrauchbare, ohne Bedauern loslassen. Auf allen Ebenen nehmen wir ständig Dinge auf, müssen ent-scheiden, was wir behalten wollen, und das übrige aus-scheiden. Leider behalten wir oft die falschen Dinge, packen »die Guten ins Kröpfchen und die Schlechten ins Töpfchen«, und dann ist irgendwann höchste Zeit für eine Generalreinigung des Töpfchens. Wir haben zu viel hineingestopft, so daß es nun »verstopft« ist.

Es läßt sich herausfinden, wann ein Symptom einmal auf der seelischen oder geistigen Ebene entstanden ist, wenn wir unsere inneren Instanzen ernsthaft befragen und sie um Hilfe bitten. In meiner Praxis lasse ich die Patienten in entspanntem Zustand häufig ihr »Krankheitsbild« malen.

Anhand einiger Beispiele möchte ich nun zeigen, wie sich Magenschmerzen und Verdauungsprobleme zeichnen und auflösen lassen. Ein wichtiger Teil der Behandlung sind außerdem geeignete Visualisierungen, wie die »Ägyptische Heilung« nach Gerald Epstein, die er in seinem Buch *Gesund durch die Kraft der Vorstellung* beschreibt. Mentale Prozesse unterstützen den Heilungsprozeß und bereiten ein krankes Organ auf eine Behandlung vor.

Die Drawidinnen kannten schon vor Tausenden von Jahren die »Meditation des inneren Lächelns« als Methode der Prävention. Dabei konzentriert man Sonnenlicht in den Augen und schickt sein liebevollstes Lächeln in alle Organe des Körpers. Besonders bedacht werden kranke oder schmerzende Bereiche. Damit kann der Patient selbst etwas Entscheidendes tun, um sich auf die Behandlung einzustimmen. Lächeln ist immer ein energetischer Vorgang, und es ist nachweisbar, daß sich die Schwingung der Gehirnwellen verändert, wenn sich die Mundwinkel lösen.

Schließen Sie für einen Moment die Augen! Spüren Sie einmal mit geschlossenen Augen den Unterschied zwischen den nach unten gezogenen und den leicht nach oben zeigenden Mundwinkeln.

Denken Sie auch ab und zu daran: Man braucht unendlich viele Muskeln, um ein verbittertes, angespanntes Gesicht zu machen, aber nur zwei oder drei um zu lächeln.

Mit Bildern seelische Verdauungsprobleme lösen

Hier ein Beispiel aus meiner eigenen Erfahrung:
Seit einiger Zeit hatte ich immer wieder sporadisch auftretende, unklare Oberbauchbeschwerden, Magenschmerzen, Verstopfung, Druckgefühl, laute Darmgeräusche, unabhängig davon, ob ich irgend etwas gegessen hatte oder nicht.

Als ich meine Beschwerden malen sollte, hatte ich zuerst Schwierigkeiten damit, alle Anatomiekenntnisse beiseite zu lassen und alles zu vergessen, was ich jemals über Magen-Darm-Krankheiten gelesen hatte. Aber das gehörte zu der Aufgabe, und nach einer Weile hatte ich in der geführten Imagination tatsächlich das Gefühl, in meinem inneren Raum der Gesundheit zu sein, wo der Wächter dieses Raums ein Zeichen gab, daß er bereit sei, mir eine Antwort zu geben. Ich bat um ein Bild, das die Ursache meiner Schmerzen verständlich machte.

Das erste Bild tauchte auf. Ich zeichnete die Leber sehr groß, drückend; darunter die Bauchspeicheldrüse in hellem Grün. An der rechten Krümmung des Dickdarms befand sich ein rotschwarzer Kreis, der als Hinweis auf eine Entzündung und als Blockade gesehen werden konnte. Der querliegende Dickdarm war schwarz ausgemalt, ein dichter schwarzer Kreis wies auf verdichtete, negativ beladene Energie hin, ebenso wie der Kreis an der Milzflexur deutlich als Barriere zu erkennen war. Der Darm war verkrampft, starr, gezackt. Er erinnerte ein wenig an ein Mühlespiel; die Mühle war zu, oder spielte ich vielleicht Dame?

Ich bat den inneren Wächter um ein weiteres Bild, was nun zu tun sei. Eine Sonne tauchte auf, in strahlendem Gelb, der Farbe des Nabelchakras. Dieses kräftige Gelb symbolisiert die Kraft, die nach innen geht. Die Sonne schien alles Dunkel zu durchstrahlen, zu weiten und alles Schwarze mit kleinen Abfalleimern nach außen zu drängen. Aus meinem Harmoniebedürfnis heraus war ich ganz zufrieden mit diesem Bild – es war rund und warm, eitel Sonne – kein Konflikt in Sicht!

Unsere inneren Instanzen lassen aber nicht mit sich spielen, und ihre Antworten können sehr deutlich sein. Mehr aus Neugier bat ich um ein Bild zu den schwarzen Hindernissen, und nun ging es ganz anders zur Sache.

Wiederum war die Leber auf der rechten Seite deutlich erkennbar. Ein dicker Grenzpfahl durchtrennte den Darmkanal und die Leber und verhinderte das freie Fließen. (An einer Grenzstation wird genau kontrolliert, was nach außen passieren darf.) Erschreckend war der große, schwarz umrandete Kreis, ebenfalls fest eingegrenzt, mit dichtem schwarzem Nebel darin. Ich war wie in einer Folterkammer gefangen. Ohne Arme, wehrlos, wie gelähmt; Panik im Gesicht – Elektroschock fiel mir dazu ein, aber auch Schneewittchen im Glassarg. Die Füße der Folterbank knickten weg wie Streichhölzer.

Und dann erkannte ich die Ursache meiner Magenschmerzen: Es ist die unendliche Angst, fallengelassen zu werden!

Während einer Energie-Öl-Massage war dieses Gefühl einmal wie im Zeitraffer durch mein Leben gelaufen, bis zu dem Zeitpunkt in meiner frühen Kindheit, wo es entstanden war. Diese Angst hatte mich nie wirklich Vertrauen zu einem anderen Menschen entwickeln lassen. Nun gab es eine wunderschöne Beziehung zu einem Mann, die mich mit den Grenzen meiner Vertrauensfähigkeit konfrontierte und damit all die Ängste mobilisierte, die in anderen Situationen vielleicht einmal ihre

Berechtigung hatten. »Glück ist für dich etwas Flüchtiges«, hatte er mir einmal gesagt, und es stimmte. Mein Vertrauen in Nähe, in Liebe, die dauert, war sehr wackelig, stand auf streichholzdünnen Beinchen, und ich war gefangen in dieser Angst.

Vertrauen zu einem anderen Menschen kann ich aber nur haben, wenn ich meinem Selbst, mir selbst, vertraue.

Im letzten Bild war dann die Lösung zu sehen. Aus der angsterstarrten Figur war eine kräftige Frau geworden. Sie war strahlend gelb gezeichnet, voller roter Energie. Sie stand mit weiten Füßen auf der Erde, hatte ein großes Herz mit einem liebevollen Gesicht darin. Der Herzensbereich ist der Sitz des Selbst und damit des Selbstvertrauens. Der Darm glich nun einem Bogen, in dem Blau und Gold flossen. Die Blockaden waren ebenfalls Gold und Blau geworden; Gold ist kosmische Energie; das Blau symbolisiert Wasser, Fließen, Gefühle, und es steht für die weiblichen Seelenkräfte.

Nachdem die Magenschmerzen beim zweiten Bild noch einmal heftiger geworden waren, ließen sie jetzt nach. Der gesamte Bauchbereich begann sich zu entkrampfen, wärmer zu werden, und ein angenehmes Gefühl von Leichtigkeit breitete sich in mir aus.

Heilende Visualisierung

Alles, was in unserem Körper geschieht, war irgendwann einmal ein Gedanke, ein Gefühl oder eine bildhafte Vorstellung. Die Dinge, die wir mit unserem Wachbewußtsein wahrnehmen und steuern, machen nur einen kleinen Anteil von ca. 20% unseres tatsächlichen Potentials aus. Am Beispiel des Eisbergs läßt sich dieser Gedanke gut veranschaulichen. Wir sehen nur die relativ kleine Spitze, und dennoch ist der große Teil, den wir nicht sehen können, existent. Wenn wir diese Tatsache ignorieren und sie nicht wahrhaben wollen, werden wir mit unserem Lebensschiff Schiffbruch erleiden und brutal mit der Realität dessen, was wir nicht sehen wollen, konfrontiert. Wir können wieder Zugang finden zu den tieferen Schichten, und das ist keineswegs eine mystisch-diffuse Sache, an die man »halt glauben muß«.

Die Wissenschaft unterscheidet mehrere Bewußtseinszustände, die sich durch Messung der Gehirnströme (Schwingungen pro Sekunde) nachweisen lassen.

21–14 Schwingungen/sec: Beta-Zustand
Wachzustand, logisches, rationelles Denken, linear, mathematisch, Wahrnehmung über die fünf Sinne; äußere Wahrnehmung, objektive Realität.
Zugeordnet der linken Gehirnhälfte und der rechten Körperseite.

14–7 Schwingungen/sec: Alpha-Zustand
Zustand der Entspannung, ganzheitlich, kreativ, intuitiv, innere Wahrnehmung, subjektive Realität.
Leichter Schlaf; Traumphase (REM = Rapid Eye Movement, erkennbar an schnellen Pupillenbewegungen bei geschlossenen Augen).

7–4 Schwingungen/sec: Theta-Zustand
Tiefschlaf

4–1 Schwingungen/sec: Delta-Zustand
Bewußtlosigkeit

Dieses Raster ist sehr grob, es gibt fließende Übergänge.

Das menschliche Gehirn teilt sich in die linke und die rechte Hirnhälfte, die über eine Brücke, das *Corpus callosum,* miteinander verbunden sind. Die linke Hälfte ist zuständig für den Beta-Bereich, also für das logisch-rationale, mathematische Denken, die Wahrnehmungen der äußeren Realität und hat einen Bezug zur rechten Körperseite, die auch als dem Verstand zugeordnet gesehen wird.

Die rechte Hirnhälfte hingegen steuert die innere Wahrnehmung, die subjektive Realität, das Intuitive, Künstlerische, Kreative, das unterbewußt abgespeicherte Wissen und Handeln. Kleine Kinder befinden sich zum großen Teil noch im Alpha-Zustand. Mit zunehmendem Alter und unserer Erziehung durch Eltern und Schule wird der Beta-Teil aktiviert, wobei aufgrund des geltenden Erziehungssystems die adäquate Weiterbildung des Alpha-Bereichs vernachlässigt wird. Alpha und Beta bedingen einander, sie unterliegen der Polarität, wie in dem bekannten Yin-Yang-Zeichen deutlich wird. Es gibt verschiedene Möglichkeiten, um die Gehirnhemisphären wieder in Einklang zu bringen, wie z. B. »Brain Gym« als Teilgebiet der Kinesiologie.

Zugang zur Alpha-Ebene und damit unseren intuitiven Möglichkeiten bekommen wir durch Entspannungstechniken wie die Oberstufe des Autogenen Trainings und all die Methoden, die unter dem Oberbegriff »Mentaltraining« zu finden sind. *Kreatives Visualisieren, Stell dir vor, Denken Sie sich schlank* und andere Buchtitel weisen immer auf die gleiche Thematik hin. Suggestionen und Visualisierungen (bildhafte Vorstellungen) wirken besonders intensiv über das Unbewußte, wenn man mit ihnen im Alpha-Zustand arbeitet. Heilvisualisierungen wurden schon zu allen Zeiten eingesetzt, um den Heilungsprozeß zu unterstützen oder ihn erst möglich werden zu lassen.

An einem Beispiel möchte ich Ihnen zeigen, wie eine solche bildhafte Vorstellung aussehen kann. Mindestens 21 Tage lang sollten Sie konsequent üben, am besten vor dem Einschlafen. Selbstverständlich fällt dann das »Zurücknehmen« am Ende weg, und Sie schlafen mit dem Bild des gesunden Organs ein.*

Sie haben sich einen Platz ausgesucht, an dem Sie jetzt für eine Zeit ungestört sein werden. Es ist angenehm warm im Raum, das Licht ist wohltuend; eventuell haben Sie eine Kerze angezündet. Decken Sie sich zu, und achten Sie besonders darauf, daß die Füße warm eingepackt sind. Vergessen Sie dicke Socken nicht, da man sich mit kalten Füßen nicht gut entspannen kann. Legen Sie eine Rolle unter die Knie, oder stellen Sie die Füße auf, um den Rücken zu entlasten. Unter dem Kopf liegt ein kleines flaches Kissen. Das Zudecken hat auch symbolische Bedeutung. Man fühlt sich behütet und sicher.

Gehen Sie dann langsam von den Füßen bis zum Kopf, spüren Sie in die einzelnen Bereiche hinein und entspannen Sie. Wollen Sie die Haltung noch verändern? Tauchen eigene Bewegungen auf, mit denen Sie Anspannung loslassen können, Anspannung, die Sie jetzt gar nicht brauchen, die nur unnötig Kraft und Energie kostet?

Atmen Sie einige Male gut aus, und lassen Sie alle Anspan-

---

* Auf der Alpha-Ebene findet eine andere Form der Kommunikation statt; wir sind auf einer tieferen Ebene verbunden, und daher gehen wir bei der Visualisation wie im ersten Teil des Buches zum Du über.

nung wie eine Welle vom Kopf bis über die Füße abfließen. Anspannung des Körpers, Anspannung in den Gedanken löst sich. Vielleicht wird Ihnen in dem ersten Zur-Ruhe-Kommen die innere Unruhe erst richtig bewußt. Lassen Sie die Gedanken kommen und gehen, schauen Sie sie an wie einen Film oder wie Wolken am Himmel, ohne sie zu bewerten oder festzuhalten. Eventuell unterstützt eine leise Musik das Loslassen der Gedanken.

Pause.

Lassen Sie dann alle Alltagsgedanken in den Hintergrund treten, und ziehen Sie sich in die Mitte Ihres Körpers zurück wie auf eine Insel der inneren Ruhe. Aus Ihrem inneren Raum schauen Sie wie zu einem geöffneten Fenster hinaus.

Wenn Sie noch nicht so geübt im Visualisieren sind, stellen Sie sich eine Kinoleinwand vor, auf der Ihr Film ablaufen kann. Der Vorhang geht auf, und nun lassen Sie die inneren Bilder aufsteigen, ohne sie mit dem Verstand zu bewerten oder zu verändern. Nehmen Sie auch angedeutete Gefühle und Empfindungen wahr.

Es ist alles gut und richtig! Jeglicher Leistungsdruck und jegliche Erwartungshaltung behindern das freie Fließen.

Stell dir einen schönen Sommertag am Meer vor. Du gehst am Strand entlang, spürst den weichen, warmen Sand unter deinen Füßen, lauschst dem sanften Rauschen der Wellen. Dein Atem paßt sich allmählich dem gleichmäßigen Rhythmus an.

Wenn du dich ein wenig umschaust, entdeckst du an deinem Strand einen Platz, der dir ganz besonders gut gefällt. Du setzt dich dort nieder und spürst ganz deutlich das Licht und die Energie der Sonne.

Nun hältst du deine Hände in das Sonnenlicht, und wenn du genau hinschaust, siehst du, wie kleine goldene Hände aus den Fingern deiner rechten Hand entstehen. An deiner linken Hand sind ganz besonders feine Sensoren zu sehen.

Mit diesen kleinen goldenen Händen und den empfindsamen Sensoren kannst du viel mehr erspüren und ertasten, als es dir sonst möglich ist. Deine innere Weisheit wird dir helfen, herauszufinden, was du zur Heilung brauchst. Es ist alles in dir! Laß dich auf deinem Weg leiten!

Du hast ein goldenes Köfferchen dabei, das all die Hilfsmittel enthält, die du brauchst. Und nun gehst du in den Bereich des Darms hinein. Du hast Zeit, dich umzuschauen, alles wahrzunehmen und dich erst einmal zurechtzufinden. Wie sieht es dort aus?

Mit deinen feinen Sensoren wirst du all das erspüren, was dort nicht hingehört, was dir Schmerzen bereitet und was du loswerden möchtest.

Mit deinen goldenen Händen holst du aus deinem Köfferchen Bürsten und Werkzeug, mit dem du die Wände des Darms reinigen kannst. Vielleicht brauchst du auch massivere Hilfsmittel wie Laser, Hammer und Meißel, Sprengstoff oder einen Abflußreiniger. Vielleicht fallen dir andere Dinge aus einem Science-fiction-Film ein.

Wenn das »Grobe« erledigt ist, such dir feinere Instrumente, um die Wände zu glätten. Bürste sie mit goldenen Bürsten ab, entferne auch den feinsten Staub mit einem Pinsel, bis alles Störende entfernt ist. Nimm deine Sensoren zu Hilfe!

In deinem Köfferchen befindet sich ein kostbares heilendes Öl. Vielleicht auch eine Mischung aus goldfarbener Sahne, Honig und einer duftenden Essenz. Schau die Flasche einmal genau an. Sie enthält all das, was du gerade jetzt dringend brauchst. Hat die Flasche ein Etikett, auf dem ein Gefühl oder ein Gedanke zu sehen ist? Es kann z. B. Selbstvertrauen oder Selbstliebe darauf stehen oder etwas völlig anderes, worauf du nie gekommen wärst.

Laß nun diese heilende Substanz in die von allem Negativen gereinigte Darmwand fließen. Verteil sie sorgfältig, und hol dir eventuell ein paar Energieheinzelmännchen, die dir bei der Arbeit helfen. Sie kannst du auch bitten, daß sie über Nacht, während du schläfst, weiter an der Heilung mitwirken. Bedanke dich bei ihnen, und frage sie ab und zu, ob sie sich etwas von dir wünschen.

Stell dir am Schluß noch einmal vor, wie all deine Beschwerden sich aufgelöst haben, wie die kranken Bereiche gesund und kräftig sind und ihre Aufgaben reibungslos erfüllen.

Versprich ihnen aber auch, daß du in Zukunft liebevoll für sie sorgen und ihre Signale rechtzeitig wahrnehmen willst. Sag ihnen, daß du dich bemühen wirst, ihre Sprache zu verstehen, so daß ihr in Zukunft gut miteinander umgehen könnt.

Dann kommen Sie im eigenen Rhythmus zurück, indem Sie die Hände und die Füße bewegen und sich noch mit geschlossenen Augen einmal gründlich anspannen, gut durchatmen und die Augen wieder öffnen.

Visualisierungen unterstützen den Heilungsprozeß. *Sie ersetzen aber keineswegs den Besuch beim Arzt oder Heilpraktiker!*

Unregelmäßigkeiten oder gravierende Veränderungen im Verdauungssystem, die länger andauern, sollten immer von einem Arzt abgeklärt werden. Er hat die diagnostischen Möglichkei-

ten, um die körperlichen Symptome zu untersuchen und aus-
zuschließen, daß ein eventuelles Krebsgeschehen vorliegt.
Alle Hinweise und Erfahrungsberichte in diesem Buch können
eine medizinisch notwendige Behandlung nicht ersetzen. Störungen, die auf der seelischen oder geistig-spirituellen Ebene
entstanden sind, können zu ernsthaftem körperlichem Krank-
heitsgeschehen führen, um mit einem Symptom – wörtlich
übersetzt: Zeichen – das nicht erlöste Problem zu verdeutlichen. Ein solcher Prozeß geht oft vom relativ harmlosen Symptom auf immer lebensnotwendigere Organe über. Denken Sie
z. B. an den Raucherhusten mit der morgendlichen »Bron-
chialtoilette«, der über das Raucherbein mit den verstopften
Beinarterien, den hohen Blutdruck und das Lungenemphysem
zum Herzinfarkt führt. Symptome können sich auch verschieben. Ein klassisches Beispiel ist das Ekzem, das mit Gewalt
unterdrückt wird und zum Lungenasthma mutiert.
Daher sollten wir uns darum bemühen, die Sprache des Symptoms zu entschlüsseln, und uns professionelle Hilfe holen,
wenn wir nicht weiterkommen. Wenn ich einen chinesischen
Text vor mir habe, kann ich ihn auch nicht einfach ablesen,
sondern ich muß die Schrift, die Grammatik und die Vokabeln
lernen oder mir einen Dolmetscher suchen, der auf Chinesisch
spezialisiert ist. Eine Art Symptomlexikon mit Patentrezepten
ist genauso unsinnig, wie es die unzähligen Traumdeutungs-
bücher sind. Derartige Bücher sind sehr interessant zu lesen,
geben Anregungen, können aber nie auf den einzelnen Menschen und seine individuelle Befindlichkeit eingehen. Jeder
Mensch hat einen anderen Hintergrund und andere Erlebnisse,
die zu seiner Krankheit geführt haben. Hier ist die Arbeit mit
den inneren Instanzen eine sehr effektive Methode. Niemand

weiß so genau wie mein Unbewußtes, wo die Ursachen liegen, was zu tun ist und wie die einzelnen Therapieschritte aussehen sollen.

Es ist jedoch nicht damit getan, die Ursachen zu erkennen, sondern das Handeln aus der Erkenntnis heraus ist gefordert. Alles andere ist lediglich »halber Kram«, so wie endlose Diskussionen über brisante Themen, die nicht irgendwann auch einmal zum Tun führen. Sinn einer Therapie sollte also sein, dem Patienten zu helfen, die Ursachen seiner Krankheit zu sehen, und ihm dann so den Rücken zu stärken, daß er die Konsequenzen aus der Erfahrung ziehen kann.

Manche Menschen empfinden den Gedanken an die Ursache ihrer Krankheit erst einmal als bedrohlich nach dem Motto: Du bist ja selbst schuld. Dabei wird leicht vergessen, daß es sich oft um tiefsitzende und lange zurückliegende Verletzungen handelt, die uns gar nicht bewußt sind und die wir mit viel Kraftaufwand unterdrückt haben, um sie nicht zu spüren. Wenn ich versuche, auf Dauer einen Wasserball unter die Wasseroberfläche zu drücken, so wird dafür sehr viel Energie gebraucht, die uns in anderen Bereichen fehlt. Unser Immunsystem ist ständig energetisch unterversorgt und kann seine Abwehrfunktion nicht mehr richtig wahrnehmen; eine Krankheit kann sich an der schwächsten Stelle manifestieren.

In diesem Zusammenhang möchte ich eine Geschichte aus Hebels *Rheinischem Hausfreund* zitieren, eine Geschichte zum Schmunzeln und Nachdenklichmachen:

Der geheilte Patient

Von Johann Peter Hebel

Reiche Leute haben trotz ihrer gelben Vögel doch manchmal allerlei Lasten und Krankheiten auszustehen, von denen, gottlob, der arme Mann nichts weiß, denn es gibt Krankheiten, die nicht in der Luft stecken, sondern in den vollen Schüsseln und Gläsern und in den weichen Sesseln und seidenen Betten, wie jener reiche Amsterdamer ein Wort davon reden kann.

Den ganzen Vormittag saß er im Lehnsessel und rauchte Tabak, wenn er nicht zu träge war, oder hielt Maulaffen feil zum Fenster hinaus, aß aber zu Mittag doch wie ein Drescher und die Nachbarn sagten manches Mal: »Windet's draußen, oder schnauft der Nachbar so?« Den ganzen Nachmittag aß und trank er ebenfalls, bald etwas Kaltes, bald etwas Warmes ohne Appetit, aus lauter Langeweile bis an den Abend, also daß man bei ihm nie recht sagen konnte, wo das Mittagessen aufhörte und das Nachtessen anfing. Nach dem Abendessen legte er sich ins Bett und war so müde, als wenn er den ganzen Tag Steine abgeladen oder Holz gespalten hätte.

Davon bekam er zuletzt einen dicken Leib, der so unbeholfen war wie ein Maltersack. Essen und Schlaf wollten ihm nimmer schmecken, und er war lange Zeit, wie es manchmal geht, nicht recht gesund und nicht recht krank. Wenn man aber ihn selber hörte, so hatte er 365 Krankheiten, nämlich alle Tage eine andere. Alle Ärzte, die in Amsterdam waren, mußten ihm raten. Er verschluckte ganze Feuereimer voll Mixturen und ganze Schaufeln voll Pillen, wie Enteneier so groß, und man nannte ihn zuletzt scherzweise nur die zweibeinige Apotheke. Aber alle Arzneien halfen ihm nicht; denn er befolgte nicht, was ihm die Ärzte befahlen, sondern sagte: »Wofür bin ich ein reicher Mann, wenn ich leben soll wie ein Hund, und der Doktor will mich nicht gesund machen für mein Geld.«

Endlich hörte er von einem Arzt, der hundert Stunden weit weg wohnte; der sei so geschickt, daß die Kranken gesund würden, wenn er sie nur recht anschaue, und der Tod gehe ihm aus dem Weg, wo er sich sehen lasse. Zu dem Arzt faßte der Mann ein Zutrauen und schrieb ihm seinen Umstand. Der Arzt merkte bald, was ihm fehlte, nämlich nicht Arznei, sondern Mäßigkeit und Bewegung, und sagte: »Wart, dich will ich bald kuriert haben!« Deswegen schrieb er ihm ein Brieflein folgenden Inhalts: »Guter Freund! Ihr habt einen schlimmen Umstand; doch wird Euch zu helfen sein, wenn Ihr folgen wollt. Ihr habt ein böses Tier im Bauch, einen Lindwurm mit sieben Mäulern. Mit dem Lindwurm muß ich selber reden, und Ihr müßt zu mir kommen.

Aber fürs erste dürft Ihr nicht fahren oder auf dem Rößlein reiten, sondern auf des Schuhmachers Rappen, sonst schüttelt Ihr den Lindwurm, und er beißt Euch die Eingeweide ab, sieben Därme auf einmal ganz entzwei. Fürs andere dürft Ihr nicht mehr essen als zweimal des Tages einen Teller voll Gemüse, mittags ein Bratwürstlein dazu und nachts ein Ei und am Morgen ein Fleischsüpplein mit Schnittlauch darauf. Was Ihr mehr esset, davon wird nur der Lindwurm größer, also daß er Euch die Leber erdrückt, und der Schneider hat Euch nimmer viel anzumessen, aber der Schreiner. Dies ist mein Rat, und wenn Ihr nicht folgt, so hört Ihr im anderen Frühjahr den Kuckuck nimmer schreien. Tut, was Ihr wollt!«

Als der Patient so mit sich reden hörte, ließ er sich sogleich am anderen Morgen die Stiefel salben und machte sich auf den Weg, wie ihm der Doktor befohlen hatte. Den ersten Tag ging es so langsam, daß wohl eine Schnecke hätte sein Vorreiter sein können, und wer ihn grüßte, dem dankte er nicht, und wo ein Würmlein auf der Erde kroch, das zertrat er.

Aber schon am zweiten und dritten Morgen kam es ihm vor, als wenn die Vögel schon lange nimmer so lieblich gesungen hätten wie heut; der Tau schien ihm so frisch und die Kornrosen im Feld so rot, und alle Leute, die ihm begegneten, sahen so freundlich aus und er auch. Und morgens, wenn er aus der Herberge ging, war's schöner, und er ging leichter und munterer dahin, und als er nach 18 Tagen in der Stadt des Arztes ankam und den anderen Morgen aufstand, war es ihm so wohl, daß er sagte: »Ich hätte zu keiner ungeschickteren Zeit können gesund werden als jetzt, wo ich zum Doktor soll. Wenn's mir doch nur in den Ohren brauste oder das Herzwasser lief' mir!« Als er zum Doktor kam, nahm ihn dieser bei der Hand und sagte ihm: »Jetzt erzählt mir denn noch einmal von Grund aus, was Euch fehlt!« Da sagte er: »Herr Doktor, mir fehlt gottlob nichts, und wenn Ihr so gesund seid wie ich, so soll's mich freuen!« Der Doktor sagte: »Das hat Euch ein guter Geist geraten, daß Ihr meinem Rat gefolgt habt. Der Lindwurm ist jetzt abgestanden. Aber Ihr habt noch Eier im Leib: Deswegen müßt Ihr wieder zu Fuß heimgehen und daheim fleißig Holz sägen, daß es niemand sieht, und nicht mehr essen, als Euch der Hunger mahnt, damit die Eier nicht ausschlüpfen. So könnt Ihr ein alter Mann werden« und lächelte dazu. Aber der reiche Fremdling sagte: »Herr Doktor, Ihr seid ein feiner Kauz, und ich verstehe Euch wohl« und hat nachher den Rat befolgt und 87 Jahre, 4 Monate, 10 Tage gelebt, wie ein Fisch im Wasser so gesund, und hat alle Neujahr dem Arzt 20 Dublonen zum Gruß geschickt.

Rezepte und Hausmittel

Der Arzt Dr. Bernd Jürgens hat in seinem Buch *Älter werden ohne Beschwerden* natürliche Methoden zur Verbesserung des Wohlbefindens zusammengestellt. Ein Rezept möchte ich daraus zitieren:

Kur zur Reinigung, Entschlackung und Ausheilung des Verdauungstraktes

Je nach Größe und Gewicht des Kranken werden täglich $1/2$ – 1 kg rohe, aber gewaschene Weizenkörner oder Dinkel (aus biologischem Anbau) $3-3^1/2$ Stunden in Wasser gekocht. Ständiges Umrühren und Ersetzen der verdampften Flüssigkeit ist notwendig. Hat sich ein dickflüssiger Brei gebildet, wird alles durch ein feines Sieb passiert, um die Schalen auszusondern. Von diesem Schleim werden pro Tag 4 volle Teller gegessen. Der Schleim kann mit Traubenzucker bestreut werden.

Alle anderen Speisen sind während dieser Kur verboten und auch nicht nötig, da der Körper nicht geschwächt wird. Ein weiches Obstkompott aus frischen Früchten ist erlaubt. An Getränken sind nur Magen-Darm-Tees erlaubt. Der Tee sollte nicht gesüßt werden. Je nach Alter und Zustand der Patienten dauert eine solche Kur 5–20 Tage.

Besprechen Sie diese Kur mit Ihrem Arzt oder Heilpraktiker. Wenn Sie regelmäßig Medikamente nehmen, kann er entscheiden, welche Mittel Sie für die Dauer dieser Kur unbedingt brauchen.

Diese Kur ist zur Behandlung aller Schleimhauterkrankungen des Verdauungstraktes, zur Entlastung und Entgiftung von Leber und Nieren, zur Blut- und Hautreinigung, bei Arteriosklerose, gegen Gicht und Rheuma, gegen chronische Kopfschmerzen und zur Umstimmung des Organismus geeignet.

Kur gegen Verstopfung
Darmträgheit und Verstopfung lassen sich bei regelmäßiger Anwendung mit den folgenden Mitteln beheben:
3–5 Backpflaumen über Nacht mit 250 ml Wasser ansetzen. Die Flüssigkeit morgens nüchtern trinken: zusätzlich 2 große Tassen heißes Wasser mit einer Scheibe Ingwer.
Dann folgen einige Körperübungen bei offenem Fenster, die gezielt die Peristaltik anregen, den trägen Darm »aufwecken« und den Kreislauf ankurbeln.

Zum Frühstück gibt es ein Müsli aus: 3 gehäuften Eßlöffeln (EL) Haferflocken, 2 EL möglichst frisch geschrotetem Leinsamen, 1 EL Joghurt (möglichst mit LC-1-Bakterien, da diese in der nötigen Konzentration den Dickdarm erreichen), 2 EL kaltgeschleudertem Honig. Hinzu kommen die eingeweichten Pflaumen, evtl. noch einige Rosinen und Nüsse oder Mandeln.

Im Winter oder wenn Sie morgens gern etwas Warmes essen, können Sie auch aus Haferflocken oder frisch gemahlenem Hafer, Leinsamen, einem Löffel kaltgepreßtem Öl und Gewürzen Ihrer Wahl im Waffeleisen duftende Waffeln backen. Mit Butter und Honig ein Genuß! Das Waffeleisen muß dann nicht mehr eingefettet werden.
Trinken Sie während des Tages genügend? Trainieren Sie regelrecht, indem Sie an verschiedenen Punkten Ihres Arbeitsplatzes oder Ihrer Wohnung eine gefüllte Thermoskanne mit

Becher deponieren oder auch im Sommer einen kühlen Kräutertee.

Mineralwasser oder stilles Wasser ist nur notwendig, wenn die Trinkwasserqualität zu wünschen übrigläßt. Mit einer gesunden, abwechslungsreichen Ernährung nehmen wir ausreichend Mineralstoffe zu uns, und Überschüssiges ist lediglich eine Belastung für den Körper, insbesondere für die Leber und die Niere. $2^1/_2$–3 Liter Flüssigkeit, Suppen mit eingerechnet, sollten es täglich sein. Oft läßt sich schon durch genügende Flüssigkeitszufuhr eine Verstopfung beheben.

Heiß-Wasser-Trinkkur zum Entgiften und Ausspülen
Eine preiswerte (nicht billige) Kur, die einfach durchzuführen ist: Kochen Sie gutes Leitungswasser einmal auf, und trinken Sie davon über den Tag verteilt ca. 2 Liter. (Läßt sich in der Thermoskanne gut aufbewahren.) Fügen Sie noch einige Scheibchen frischen Ingwer hinzu, um die reinigende Wirkung zu unterstützen.

Dorotheas Seelensüppchen
Das »Seelensüppchen« ist sehr einfach herzustellen, und man kann es immer wieder anders abwandeln (siehe Kasten Seite 228 oben).

Als Getreide ist Dinkel sehr zu empfehlen. Er ist besonders leicht verdaulich, und bei Magenbeschwerden empfiehlt Hildegard von Bingen eine Suppe aus gemahlenem Dinkel, die wie »eine Salbe von innen« wirkt. Dinkel im Ganzen gekocht und einige Tage anstatt Reis oder Nudeln gegessen, hat schon manche hartnäckige Verstopfung beseitigt.

1 l Wasser wird mit granulierter Gemüsebrühe aufgekocht. In der Zwischenzeit pürieren Sie im Mixer bunte Gemüse nach Jahreszeit oder notfalls ein aufgetautes Paket Tiefkühlgemüse, rühren das Püree in die Flüssigkeit und geben noch einige Eßlöffel frisch gemahlenes Getreide oder Haferflocken hinzu. Ca. 5 Min. köcheln lassen, dann Gewürze nach Wahl und einen Becher Sahne hinzufügen. Mit Kurkuma (Gelbwurz), schwarzem Pfeffer und Cayenne bekommt das Ganze z. B. einen leicht exotischen Hauch. Wenn Sie größeren Hunger haben, rösten Sie noch ein paar Brotwürfelchen in Knoblauch und Butter an, geben sie dazu und streuen ein wenig frisch geriebenen Käse darüber.

Sie können für Ihre Suppe 2 Hände voll Gartenkräuter verwenden mit Gänseblümchenblättern, Vogelmiere, Melde, ein paar Liebstöckelblättchen oder anderen einheimischen Pflanzen, die Sie auf Ihrem Spaziergang durch den Garten gefunden haben: Kräuter sind nicht nur Petersilie und Schnittlauch! Der ordnungsliebenden Gartenbesitzern so verhaßte Giersch ist z. B. eine alte Heilpflanze, die bei Rheuma und Gicht Anwendung findet.

Weitere Ratschläge zur gesunden Ernährung
Belegen Sie doch einmal einen *Vollkornpizzaboden* mit einem Gemisch aus geraspelten Möhren, Kohlrabi, einigen Tomaten und Zwiebeln, etwas Knoblauch und einer Handvoll gehacktem Giersch. Darüber kommt eine Sahne-Eier-Käse-Mischung (für ein Blech 1 Becher Sahne, 3 Eier, 100 g geriebenen Käse).
Sparen Sie nicht an *Gewürzen*! Und damit sind nicht nur Salz

und Pfeffer gemeint. Es gibt eine Unzahl von Möglichkeiten, um über die Nahrungsmittel und ihre Zubereitung das Ungleichgewicht im körperlichen und seelischen Bereich auszugleichen.

Ich habe oft nicht allzuviel Zeit zum Kochen und für komplizierte Einkaufsaktionen. Trotzdem gibt es bei mir täglich etwas Buntes aus Gemüse, das ich auf Vorrat kaufe, und das mit *frischen Kräutern* von der Wiese hinter dem Haus angereichert wird. Das Sammeln dauert höchstens 10 Minuten, und diese Zeit dient mir dazu, mich von der Arbeit zu lösen und meine Gedanken »umzuschalten«. Da ich einen sehr streßempfindlichen Magen habe, tut mir diese kurze Pause vor dem Essen sehr gut. Ich esse seitdem bewußter, langsamer, habe mehr Freude am Essen und – weniger Magenschmerzen!

Ballaststoffe sind für eine gesunde Ernährung und die Pflege des Verdauungstraktes unbedingt notwendig. Diese unverdaulichen Bestandteile aus Obst, Gemüse und Getreideerzeugnissen quellen im Darm auf, sind regelrechte »Wasserträger« und vergrößern das Volumen des Darminhalts. Wie mit einem Besen werden die Ausbuchtungen des Darms sauber gefegt und ausgebürstet, so daß sich Kotsteine oder unverdaute Speisereste gar nicht erst estsetzen können. Die Dickdarmbakterien haben einen idealen Nährboden, ihre Stoffwechselprodukte und die wassertragenden Ballaststoffreste bewirken, daß der Darminhalt ohne große Anstrengung mit Hilfe der Peristaltik ausgeschieden wird. Gewöhnen Sie sich jedoch langsam an die gröbere Kost. Magen und Darm müssen erst langsam wieder lernen, damit umzugehen. Im Mund beginnt die Verdauung der Kohlehydrate.

Gutes Kauen und *langsames Essen* in ruhiger Atmosphäre sind die Grundvoraussetzungen für eine gut funktionierende Verdauung. Das wiederum ist etwas, das nicht viel Geld kostet (aber viel Überwindung?), keine Nebenwirkungen hat und für jedermann leicht zu beschaffen ist. Man muß es selbst tun, es dient der Harmonisierung von Körper, Seele und Geist und fördert die Bewußtheit im Augenblick durch die Konzentration auf das momentane Tun.

Hier ein einfaches Rezept für ein *ballaststoffreiches Früchtebrot,* das nicht nur zur Adventszeit gut schmeckt. Es eignet sich auch als Ersatz für die oft überteuerten Fruchtschnitten, die im wesentlichen Haferflocken, Zucker und Rosinen enthalten. Ich nehme es auch mit auf Wanderungen oder lange Autofahrten, da es den Blutzuckerspiegel nicht so radikal absinken und sich außerdem noch gut zur Aufbewahrung eignet (siehe Kasten Seite 231).

Versuchen Sie ab und zu statt des morgendlichen Kaffees einmal den folgenden *Kräutertee:* Mischen Sie zu gleichen Teilen Kamillenblüten, Melissenblätter und Pfefferminzblätter. Nach dem Aufbrühen 10 Min. ziehen lassen und $^{1}/_{4}$ l davon zum Frühstück trinken.
Eine Alternative zum Schwarztee und zum Kaffee ist *grüner Tee.* Er ist nicht fermentiert und aktiviert den Kreislauf auf sanftere Weise. Grüner Tee ist als einziges Getränk während längerer Meditationszeiten erlaubt. Probieren Sie milde und kräftige Sorten.
Zu besonderen Gelegenheiten gibt es japanischen Sencha-Tee aus kontrolliertem biologischem Anbau, der einen sehr edlen, feinen Geschmack hat.

An Zutaten werden benötigt: 4 Eier aus Bodenhaltung. $^1/_2$ Päckchen Weinsteinbackpulver, ca. 200 g feine Haferflocken, einige Tropfen Bittermandelaroma (wegen des Marzipangeschmacks) oder 50 g Marzipan zum Backen, Zimt, Vanille etc., ca. 500 g gemischtes Trockenobst, möglichst ungeschwefelt, 200 g Studentenfutter, ein paar grüne Kürbiskerne, etwas Rum oder Cognac (der Alkohol verfliegt beim Backen).

Die ganzen Eier schaumig rühren; die in wenig Wasser eingeweichten Früchte und das Studentenfutter hinzugeben. Wasser aufheben; Haferflocken und Backpulver daruntermischen, ebenso Rum, Gewürze und das Aroma zum Verfeinern. Je nach Flüssigkeit noch mehr Haferflocken oder den Rest des Wassers verwenden. Die Masse sollte wie ein etwas fester Rührteig sein. In einer gut gefetteten Kastenform ca. 1 $^1/_2$ Stunden bei 180° (Heißluft 150°) backen. Nach der Hälfte der Zeit abdecken, da die Spitzen leicht anbrennen. In Folie verpackt hält sich das Früchtebrot im Gemüsefach des Kühlschranks mindestens 6 Wochen.

Grüner Tee kann die Kariesgefährdung bei Schulkindern reduzieren. Er enthält auch ein Enzym, das sich positiv auf die Gefäße auswirkt. Während der Schwangerschaft wird besonders viel Zink gebraucht, und der grüne Tee erhöht die Aufnahmefähigkeit dafür. Er soll freie Radikale binden und deren Ausscheidung erleichtern, effektiver als Vitamin E sein und die krankhafte Veränderung der Krebszellen hemmen. Er enthält Karotin und viel Vitamin C, das durch den Prozeß der Fermentierung zu Schwarztee weitgehend zerstört wird.

Nehmen Sie einen Teelöffel grünen Tee auf eine heiß ausge-
spülte Kanne, gießen Sie mit ca. 80° heißem Wasser auf und
lassen Sie $3^1/_2$ Minuten ziehen. Dann abgießen. Wenn Ihnen
der erste Aufguß zu bitter ist, gießen Sie Ihren Zimmerfarn
damit; er ist sehr dankbar dafür!

Brühen Sie die Teeblätter noch ein- oder zweimal auf, und
lassen Sie sie jeweils 1 Minute ziehen. Verwenden Sie kein
Metallteesieb, sondern lassen Sie die Blätter möglichst lose
schwimmen oder verwenden Sie eine spezielle Papierfilter-
tüte.

11 Die Lymphe

Ein wichtiger Bestandteil unseres körpereigenen Reinigungs-systems ist die Lymphe. Zum besseren Verständnis möchte ich einige Begriffe erklären:
Den milchig-weißen Inhalt des Lymphgefäßsystems bezeich-net man als Lymphe. Die Lymphe ist ein Teil der Flüssigkeit, die sich zwischen den Zellwänden im Gewebe befindet. Die Zellwandungen lassen Wasser und kleine Eiweißverbindun-gen durch. Große Eiweißmoleküle müssen über die Lymphe abtransportiert werden. In ihr befinden sich Lymphozyten und Granulozyten (weiße Blutkörperchen). Das Lymphsystem ist damit ein wirksamer Teil unseres Immunsystems. Im Verlauf der Lymphbahnen verliert die Lymphe an Flüssigkeit. In 24 Stunden werden ca. 2 Liter Lymphflüssigkeit durch den Kör-per transportiert. Der Transport ist abhängig von der massage-ähnlichen Tätigkeit der umgebenden Muskeln, daher ist Be-wegung wichtig sowie das Entlasten der Lymphknoten.
Diese Knoten befinden sich im ganzen Körper. Sie filtern die Unreinheiten und Flüssigkeiten aus dem Körpergewebe und ermöglichen so den Abbau von Giftstoffen. Geschwollene Lymphknoten sind ein Hinweis auf einen Krieg im Körper. Die Entgiftungskapazität reicht nicht mehr aus, Abfallstoffe kön-nen nicht mehr in ausreichender Menge verarbeitet werden. Das Immunsystem, unsere körpereigene Verteidigung, arbei-tet auf Hochtouren, um die gute Ordnung wieder herzustellen (*Kosmos* = »gute Ordnung«).

Wird das *Chaos* (griechisch: Wirrwarr) zu groß, hilft sich der Körper z. B. mit Fieber. Durch die höheren Temperaturen werden die Erreger und ihre üblen Stoffwechselprodukte regelrecht verbrannt. Kinder reagieren häufig noch sehr spontan mit Fieber, während die Erwachsenen diese Impulse auf allen Ebenen unterdrücken. Wenn wir immer wieder bei einer kleinen Erkältung mit leichtem Fieber Antibiotika nehmen, so wird unsere Abwehr vielleicht zuerst versuchen, mit höherem Fieber die Unterdrückung zu überwinden und dann diese Strategie als wirkungslos einstellen.

Vielleicht gestehen wir uns aggressive Impulse nach außen gar nicht zu, und das Immunsystem zeigt in Form des körperlichen Symptoms, wie es mit unserer »Wehrhaftigkeit« bestellt ist.

Wenn wir die verschiedenen Abteilungen des Abwehrsystems genauer anschauen, so finden wir Zusammenhänge, die jeden Science-fiction-Film zu einem müden Abklatsch werden lassen. Da gibt es die sogenannten Killerzellen, die Löcher in die Zellwände des Feindes sprengen und ihn damit kampfunfähig machen, da keine Zelle mit einer defekten Wand überleben kann.

Die relativ kleinen Helferzellen sind die Spione. Sie informieren die Freßzellen oder auch die Killertruppe. Und es gibt die Antikörper, die sich mit einem Erreger verbinden und mit ihm zugrunde gehen, also eine Art Todesschwadron, deren Soldaten sich selbst für ein höheres Ziel opfern.

Da gibt es auch eine Art Schulungszentrum für Elitesoldaten. Diese werden in der Thymusdrüse ausgebildet. Sie haben die Aufgabe, ganz bestimmte Erreger, wie z. B. das Masernvirus, auch noch nach vielen Jahren zu erkennen und die Abwehr zu mobilisieren. Nach ihrer intensiven »Grundausbildung« werden sie zu Spezialisten, die ihre ganz speziellen Aufgaben zugeteilt bekommen.

Die Thymusdrüse liegt im oberen Brustkorb hinter dem Brustbein. Sie ist beim Neugeborenen noch relativ groß und bildet sich bis zum Abschluß der Pubertät zurück. Lange Zeit war man sich über ihre Funktion nicht im klaren und entfernte sie, da sie anscheinend zu nichts gut war. Erst allmählich kam man dahinter, daß die so behandelten Patienten immer häufiger an Infekten litten.

Ebenso entfernte man andere Teile des Abwehrsystems wie die Rachen- und Gaumenmandeln und den Blinddarm. Der Wurmfortsatz des Blinddarms liegt nicht zufällig im Bauchraum. Im Darmgebiet sind viele Lymphknoten als Filterstationen angesiedelt; der Appendix nimmt dabei eine zentrale Stellung ein.

Die Milz liegt seitlich im linken Oberbauch. Sie gehört ebenfalls zu den lymphatischen Organen. Hier werden die roten Blutkörperchen aussortiert und auf ihre Wiederverwendung hin überprüft. Recycling nennt man diesen Vorgang, den der Körper schon lange kennt. Außerdem werden Lymphozyten und Antikörper dort gebildet.

Da die Lymphe belastende Stoffe abtransportiert, spricht man von der »lymphpflichtigen Last«. Solange sie sich noch in den Zellzwischenräumen befindet und nicht in den dafür vorgesehenen Bahnen, bezeichnet man sie als Prä-Lymphe. Zur lymphpflichtigen Last gehören große Eiweißverbindungen und Flüssigkeit. Die Lymphe enthält Zellen, die keine Eigenbeweglichkeit haben, wie z. B. Zelltrümmer und abgestorbene

Zellen. Außerdem findet man darin körperfremde Stoffe wie Ruß, Staub, Bakterien und langkettige Fettsäuren.

Das Lymphgefäßsystem hat verschiedene Funktionen: Es dient der Zellernährung, der Immunabwehr, der Blutgerinnung und dem Abtransport von wasserunlöslichen Stoffen. Das Lymphkapillarnetz (feinste Haargefäße) beginnt im Bindegewebe mit scheinbar blind verschlossenen Röhrchen. Diese nehmen die Lymphflüssigkeit auf und geben sie an die Lymphbahnen ab. Lymph- und Blutgefäße liegen nah beieinander.

Eine wirkungsvolle Behandlungsmethode ist die *Lymphdrainage*. Mittels sanfter Grifftechniken wird die lymphpflichtige Last zu den Zentralabflüssen hin drainiert. Der bereits mehrfach zitierte Ayurveda-Therapeut Berndt Emkow, der seit 30 Jahren die Lymphdrainage praktiziert, sagte mir dazu folgendes:

»Die Lymphdrainage ist wohl eines der klassischen Entgiftungs- und Ausleitungsverfahren. Sie wurde von dem dänischen Philologen Dr. Emil Vodder entwickelt. Anfangs belächelten ihn die Vertreter der Schulmedizin. Nur sehr langsam fand seine Methode offizielle Anerkennung. Inzwischen wird sie von den gesetzlichen Krankenkassen als abrechnungsfähige Leistung akzeptiert.

Ich erinnere mich an einige spektakuläre Fälle, die ich während meiner Arbeit an einem größeren Krankenhaus hautnah miterlebte. Es gab eine große Anzahl von Patientinnen, die nach einer Brustkrebsoperation an dem sogenannten ›dicken Arm‹ litten. Durch die aggressive Ausräumung und die hochdosierte Strahlentherapie waren die Lymphdrüsen in den Ach-

selhöhlen nicht mehr vorhanden. Die Lymphe konnte nicht abfließen und staute sich im Arm, der unförmig anschwoll. Zu
den seelischen Belastungen kam nun noch die Stigmatisierung
durch die äußere Verunstaltung, die nicht zu kaschieren war.
Die Frauen bekamen damals nur den Rat, den ›dicken Arm‹ als
unabänderliches Schicksal hinzunehmen.

Durch die Pionierarbeit von Dr. Asdongk in der Feldbergklinik
konnte nachgewiesen werden, daß der Lymphstau durch die
Drainage erheblich reduziert werden kann. Dies führt nicht
nur zu einer köperlichen, sondern vor allem auch zu einer psychischen Entlastung und damit zu einem Wiedergewinn der
Lebensqualität. Seine Arbeitsweise überzeugte mich, aber der
Wissensstand in der Lymphologie war damals beklagenswert
gering, und das, was an Ergebnissen vorlag, wurde von der
Schulmedizin nicht anerkannt, sondern als dubios zurückge-
wiesen. Erst nach zwei Jahren, ich hatte inzwischen meine eigene Praxis, kam eine Patientin zu mir, die von dieser Methode
gehört hatte. Mutig bestand sie darauf, damit therapiert zu
werden. Sie war überglücklich, als sich der Umfang und das
Gewicht des Arms bereits nach wenigen Drainagen deutlich
minderten. Ihr behandelnder Arzt erklärte die Ergebnisse hingegen schlicht als ›Plazeboeffekte‹.

Kurze Zeit, nachdem ich diese Gedanken zum Thema Lymphe
in den Computer geschrieben hatte, bekam ich eine ayurvedi-
sche Energie-Öl-Massage von einer Kollegin, die viel mit
Lymphdrainage arbeitet. In einer tiefen Entspannung tauchte
folgendes Bild vor mir auf, während sie meine Beine mas-
sierte:

Ich sah das Hafenbecken von Kappeln an der Schlei. Der Himmel war dunkel und wolkenverhangen. Das Wasser schien

ebenfalls sehr dunkel zu sein, es herrschte Hochwasser. Abfälle, Bananenschalen und anderer Unrat schwammen darin. Auf der Wasseroberfläche erschien eine blaßblaue Schrift: »Lymphwasser.« Und mit den sanften, langsamen Bewegungen schienen kleine Schleusen zu entstehen, durch die das Wasser abfließen konnte. Im Hintergrund gab es eine Wiese, die zuerst auch noch recht sumpfig wirkte. Das angestaute, sumpfige Wasser versickerte jedoch, und das Gras wurde leuchtend hellgrün. Langsam sank der Wasserspiegel auf normal, das Wasser klärte sich in dem Hafenbecken, und hinter den schweren düsteren Wolken kam die Sonne hervor. Und so wie mein Körper begann, sich leicht zu fühlen, wurde das ganze Bild hell.

Lymphdrainage ist eine wirksame Therapieform und keineswegs nur ein sanftes, beruhigendes »Streicheln«. Wer damit arbeiten möchte, sollte genaue Kenntnisse haben, besonders, wenn es um die Behandlung ernsthafter Beschwerden geht. Angenehm ist eine sanfte *Kopfmassage,* die Sie an sich selbst ausprobieren können, aber auch gute Freunde sind sicher froh darüber, wenn Sie ihnen – z. B. bei Wetterfühligkeit – ein wenig Erleichterung verschaffen:

Trinken Sie zuerst ein Glas Wasser! Unser Körper besteht zu ca. 70% aus Wasser, und die Kommunikation zwischen den Zellen kann nicht funktionieren, wenn wir zu wenig trinken. Halten Sie den Kopf leicht nach unten, der Nacken dehnt sich. Lockern Sie die Schultern, und beschreiben Sie kleine Halbkreise mit dem Kinn Richtung Schlüsselbein, zur Mitte und zur anderen Seite. Gehen Sie behutsam mit dem Nacken um!

Bewegen Sie die Schultern wie Windmühlenflügel, schieben Sie sie im Rücken zusammen wie kleine Flügel, ziehen Sie sie hoch zu den Ohren und drücken sie nach unten in Richtung der Füße. Strecken Sie die Arme hoch nach oben wie zum Kirschenpflücken und weit nach vorn, als wenn dort vor Ihnen etwas ganz besonders Tolles liegt, das Sie unbedingt anfassen wollen.

Reiben Sie Ihre Hände kräftig, um sie mit Energie aufzuladen. Gehen Sie nun mit den gespreizten Fingern in die Haare, nehmen sie zwischen die Finger und ziehen ganz vorsichtig daran. Nehmen Sie die Spannung von der Kopfhaut über die Haarspitzen weg, und schütteln Sie Ihre Hände aus. Arbeiten Sie so den ganzen Kopf durch. »Raufen« wir uns nicht manchmal instinktiv die Haare, wenn wir sehr angespannt sind?

Dann rubbeln Sie Ihre Hände, besonders auch die Fingerspitzen. Klopfen Sie *leicht* das ganze Gesicht, wie wenn Sie Klavier spielen würden (besonders die Partie um die Augen, die Schläfen und die angespannten Partien um Mund und Nase). Wieder Hände rubbeln!

Gehen Sie mit den Fingerkuppen in kreisenden Bewegungen auf den Augenbrauen nach außen. Verschieben Sie die Haut, und gehen Sie dann zum nächsten Punkt über.

Hände rubbeln!

Legen Sie die Fingerspitzen an die Nasenwurzel, und streichen Sie sanft unter den Augen entlang, hinter den Ohren bis zum Nacken. Gehen Sie in kleinen kreisförmigen Bewegungen abwärts, um die dort angesiedelten Lymphketten zu entlasten. Dreimal wiederholen.

Als nächstes kommen die Ohren dran; wie an den Füßen sind

die Reflexpunkte des ganzen Körpers dort wiederzufinden. Bei mangelndem Energiefluß ist es immer sinnvoll, beide Ohren zu massieren, bis sie gut durchblutet und warm geworden sind. Bei Konzentrationsstörungen ist häufig ein Ohr regelrecht abgeschaltet. Wir hören zu, ohne zu erfassen, was die Worte bedeuten, und dann ist Zeit für die »Denkmütze«, eine bekannte Übung aus der angewandten Kinesiologie:

Massieren Sie die Ohrmuschel, indem Sie sie regelrecht auseinanderfalten, gehen Sie langsam nach innen, und bedenken Sie besonders die Ohrläppchen. Ziehen Sie die Ohren behutsam nach hinten und drehen Sie den Rand nach außen. Auch die Rückseite der Ohrmuschel nicht vergessen!

5–15mal wiederholen. Die Durchblutung des Kopfes wird dadurch angeregt, die Reflexpunkte werden stimuliert, und das klare Denken wird gefördert.

Wenn Sie dann noch für einige Minuten fetzige Rockmusik auflegen und dabei möglichst viele Überkreuzbewegungen tanzen (z. B. linkes Knie und rechten Ellenbogen zusammenbringen und umgekehrt), sind Sie sicher hellwach; die Gehirnhälften werden durch das Kreuzen der Mittellinie wieder miteinander verbunden.

Diese letzten Übungen gehören zu einem Teilgebiet der Kinesiologie, dem »Brain-Gym«, das bei Lernstörungen, Konzentrationsschwierigkeiten etc. auf spielerische Art und Weise die linke und rechte Gehirnhälfte integriert. Mehr darüber erfahren Sie in den Büchern *Energie durch Bewegung* von Kim da Silva und Do-Ri Rydl und *Lerngymnastik* von Erich Ballinger – aus der Knaur-Reihe »Alternativ Heilen«, die gut verständliche Übungsanleitungen und Erklärungen geben.

12   Die Nieren

Über die Haut entledigt sich der Körper der Salze, Mineralien und des überflüssigen Wassers, das Kohlendioxyd wird über die Lunge ausgeschieden, der Darm scheidet die nicht verdaubaren Nahrungsreste aus, und die Nieren eliminieren eine Vielzahl von in Wasser gelösten Substanzen. Sie regulieren den Flüssigkeitshaushalt, das Säure-Basen-Gleichgewicht und den Gehalt des Blutes an Salzen und Mineralstoffen. Ihre Funktion ist an ihre Durchblutung gekoppelt. 24 Stunden am Tag findet hier ein Klärungsvorgang statt, wenn das Blut durch die Nieren hindurchfließt und so von überflüssigen Abfallstoffen befreit wird.

Die Nieren sind nur der erste Teil dieses Ausscheidungssystems. Dazu gehören die Harnleiter *(Ureter)* als Verbindung zum Speicherorgan Harnblase *(Vesica urinaria)* und die Harnröhre *(Urethra)* als Weg nach außen.

Einige Zahlen sollen die enorme Leistung der Nieren verdeutlichen: Pro Minute werden ca. 1,2 Liter Blut hindurchgepumpt, d. h. pro Tag etwa 1700 Liter. Insgesamt fließt das Blutvolumen ca. 15x in einer Stunde durch die Nieren. Etwa 2,5 Millionen Nierenkörperchen *(Glomeruli)* filtern pro Minute 120 ml des sogenannten Primärharns als erstes Produkt der Filtration heraus. Das ergibt pro Tag 180 Liter. Große Eiweißkörper, wie Blutzellen und Abwehrzellen, gelangen zurück in den Blutkreislauf.

In den Nierenröhrchen *(Tubuli)* werden 99% des Primärharns

wiederum resorbiert, so daß lediglich ungefähr 1,5 Liter End-
harn oder Urin pro Tag ausgeschieden werden.

Der Primärharn durchläuft ungefähr 80 Kilometer Nie-
renkanälchen! Man kann sie sich als eine Art Fließband vorstellen. Die Arbeiter links und rechts (Nierenzellen) sortieren
aus, was zurück in den Körper gelangen soll. Außerdem ent-
nehmen sie wichtige Elektrolyte und tauschen sie in Substanzen um, die der Körper nun im Sinne der Reinigung ausscheiden muß. Was letztlich auf dem Fließband liegenbleibt, wird
im Nierenbecken gesammelt und fließt von dort über die Harnleiter in die Harnblase. Die Nieren filtern und scheiden aus,
was die Leber bereits vorbereitet hat.
Schauen wir uns die Nieren einmal an, um ihrer Bedeutung nä-
herzukommen.
Sie haben eindeutig einen Bezug zum Wasser; ihre Form erinnert an Halbmonde. Man spricht vom Nierenbecken, den Nie-
renkelchen, und im Querschnitt erinnern die Harnblase und die
Harnröhre an die Gebärmutter und die Scheide. Beide Organe
liegen ja auch im selben Körperabschnitt nah beieinander. Auf
dem Bild erinnert die fransenförmige Anordnung der *Glome-*
ruli, der Nierenkörperchen, an die Fransen der Eileiter. Die
Glomeruli sind von einer Kapsel umgeben, die ebenfalls eine
birnen- oder feigenähnliche, sehr weibliche Form hat. Die
Nieren werden vom Blut durchströmt, sie sind abhängig vom
Blutdruck und haben aufnehmenden Charakter.
Wenn man die Lage und die Form der Nieren betrachtet, so
kann man mit ein wenig Phantasie sogar einen Embryo erkennen.
Malen Sie die beigefügte Zeichnung mit Buntstiften aus, und

lassen Sie Ihre eigenen Gedanken dazu aufsteigen! Malen Sie dann Ihre Gedanken und Empfindungen!

Vergessen Sie aber alles, was Sie über Anatomie gelernt haben – exaktes Wissen steht Ihnen dabei höchstens im Wege. Ein tieferes Wissen ist in Ihnen gespeichert, und Ihr Unbewußtes wird all das an die Oberfläche holen, was es für die inneren Bilder brauchen kann. Alles andere ist im Augenblick nicht nötig.

Allein anhand der obigen Beschreibungen finden wir viele Hinweise auf den weiblichen Pol, die Yin-Seite. Ihr sind Wasser, das Tiefgründige, die Gefühle und die Unbewußtheit zugeordnet, aber auch das intuitive Erfassen und die Kreativität. Baden wir nicht manchmal in Gefühlen, die wir rational nicht erklären können? Reden wir nicht manchmal davon, daß wir schwimmen, wenn uns Dinge unklar sind oder unbewußte Prozesse uns beeinflussen?

Wasser und Mond sind dem Weiblichen zugeordnet. Ebbe und Flut unterliegen ebenso wie der weibliche Zyklus dem Mondrhythmus; die Mondgöttin wird verehrt; wir sprechen von weiblichen, lunaren Aspekten; da wird Luna-Yoga speziell für Frauen angeboten. Der Vollmond läßt uns irrational handeln und reagieren, der männliche rationale Anteil wird überlagert. Ein Spaziergang bei Vollmond ist romantisch, appelliert an unsere Gefühle, die bei Tageslicht manchmal gar nicht mehr so recht nachvollziehbar sind. Die Realität ist weit weg, das sanfte Mondlicht wirkt auf unsere Kritiksucht ähnlich wie Kerzenschein: Es verklärt, besänftigt und mildert die scharfen Ecken und Kanten.

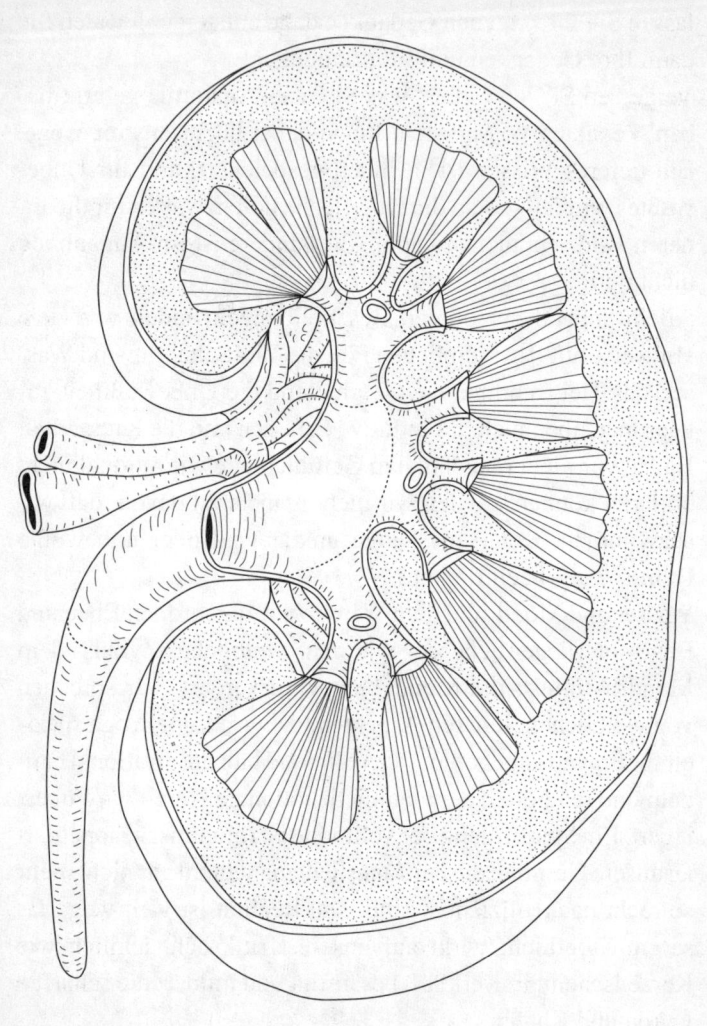

Die Niere (zum Ausmalen)

Gefühle auf der Körperebene äußern sich durch Sexualität, auf der seelischen Ebene in der Erotik. Sexualität ist im allgemeinen auf einen Partner bezogen, und die Nieren als paarige Organe haben von ihrer Lage her eine Verbindung zu den Sexual- und Fortpflanzungsorganen. Es ist bezeichnend, daß einige Geschlechtskrankheiten wie z. B. die Gonorrhö sich ähnlich wie Nieren- und Blasenprobleme äußern, die oft auf Probleme mit dem Partner/der Partnerin und der weiblichen Seite der Sexualität hinweisen. Zu letzterer gehören Hingabefähigkeit, Vertrauen, Umgang mit Nähe und Distanz, das Aufnehmende und Bergende, das Beschützende und Nährende.

Klar wurden mir viele dieser Zusammenhänge in einer Imagination. Ich lebte damals in einer Beziehung, in der meine Bedürfnisse nach Nähe und genügender Distanz ständig im Widerstreit miteinander waren und mein Partner sich über seine Gefühle auch nicht im klaren war. Ziemlich am Ende unserer Beziehung bekam ich nach einem Wochenende eine Blasenentzündung mit heftigen Schmerzen im Genitalbereich.

Ich ging in den inneren Raum der Gesundheit und bat den Wächter des Raums um ein Bild, das die Sprache dieses Symptoms verdeutlichte. Es tauchte eine Wasserleitung auf, kalte Bleirohre, leicht rostig, tropfende Wasserhähne, stehendes Wasser.

Das Bild ließ mich frieren. Wie bei einem Puppenspiel setzte der Wächter die männliche Figur mal weiter weg oder ganz nah auf dieses Rohrsystem. Je näher sie kam, desto dunkler wurde das Bild, und es sah aus, als wenn die Rohre zerstört würden. Erst bei genügendem Abstand normalisierte sich das Bild, und auch der Zustand der Rohre wurde besser.

Blasenentzündungen treten häufig nach Geschlechtsverkehr

auf und sind wohl manchmal eine körpereigene Methode, um den Abstand zu wahren, ohne deutlich zu sagen, um was es eigentlich geht. Im Gegenteil, ich werde umsorgt, warm eingepackt und bekomme eine Wärmflasche auf den Bauch. Es besteht keineswegs die »Gefahr«, daß aus diesem liebevollen Umsorgtwerden eine sexuelle Annäherung wird. Ist es vielleicht das, was ich in Wirklichkeit will? Wehrt sich der Körper gegen Nähe, die ich im seelischen Bereich nicht spüre oder nicht zulassen kann? Das Symptom ist auf die Körperebene gesunken – wo ist die Ursache auf der seelischen und geistigen Ebene?

Energetisch sind die Nieren dem Sexualchakra zugeordnet, und die Lage des Harntrakts korrespondiert mit dem ihm zugehörigen Segment. Schmerzen in der Schambeinzone, im Genitalbereich, den Hoden und den Schamlippen werden im drawidischen Ayurveda als Anhäufung von *Ama* erklärt. Damit wird eine Anhäufung von Giftstoffen bezeichnet, die körperliche und energetische Ursachen haben kann. Neben der Symptombehandlung wird die Prana-Veda-Therapie (siehe Kapitel 9) angewandt. Besonderer Wert wird auf die Lösung der Blockaden im rückwärtigen Sexualchakra gelegt, damit die negativ beladene, verdichtete Energie abfließen kann.

Während der Behandlungen läßt man Bilder aufsteigen, die Hinweise auf die tieferen Ursachen geben; die not-wendigen Selbsterkenntnisse werden möglich, und daraus erfolgt dann mit wachsender Bewußtheit die Aufforderung zum Handeln. Es geht dabei keineswegs um die Erkenntnisse des Therapeuten, sondern seine Aufgabe ist es vielmehr, diese Prozesse bei dem Klienten im Sinne einer »Initialzündung« in Gang zu setzen und ihn auf dem Weg des eigenen Erkennens zu begleiten.

Männer haben besonders häufig verschiedene Nierenprobleme mit deutlichen Symptomen. Bei näherem Hinschauen stellt sich oft heraus, daß ihre weibliche Seite nicht integriert oder überbetont ist. C. G. Jung spricht von dem Initiationsweg, der beinhaltet, daß Anima und Animus gleichberechtigt in uns wachsen und reifen müssen. Erst dann sind wir aus den seelisch-geistigen Kinderschuhen heraus und wahrhaft »erwachsen« geworden.

Nierenprobleme führen zu Ödemen; der Körper wird runder, weiblicher, im Extremfall kommt es zu *Aszites,* der Bauchwassersucht, die in ihrem Erscheinungsbild an Schwangerschaft erinnert. Die Knöchel schwellen an, Müdigkeit, Brechreiz, Erschöpfung, tiefe Augenränder, Kopfschmerzen bis zur Migräne treten auf, wie beim prämenstruellen Syndrom oder während der Periode. Die Gewichtszunahme zeigt sich zuerst am Körper und dann im Gesicht, wo sie nicht mehr zu verstecken ist.

Nierensteine sind von kristalliner Struktur und im Verhältnis zu Gallensteinen spitz und eckig. Ein nicht erkanntes Problem spitzt sich in einem lebenswichtigen Organ zu und wird mit gewaltigen peristaltischen Bewegungen, die vom Schmerz her oft mit Wehen verglichen werden, abgetrieben. Erleichternd wirken Wärme, heiße Bäder und viel Flüssigkeit, bestimmte Tees in Form einer »Stoß«-Behandlung und alles, was öffnet, weit macht, die gestauten Gefühle ins Fließen bringt und die verkrampften Gefäße entspannt.

Bei der *Urämie,* dem Nierenversagen, vergiftet der Körper sich langsam schleichend selbst durch eine exzessive Anhäufung von Abfall aus dem Eiweißstoffwechsel. Was läßt uns langsam dahinsterben? Hier ist die Frage, was diese Selbstzerstörung verursacht. Wo sind nicht gelebte weibliche Gefühle und unbewußte Prozesse, die uns vergiften? Was nistet sich bei bakteriellen Erkrankungen in unseren Gefühlen ein? Wieso funktioniert unsere körpereigene Abwehr gerade in diesem lebenswichtigen Bereich nicht? Was kann nicht erkannt, bekämpft, vernichtet werden?

Die Nieren haben Filterfunktion. Was können wir im Gefühlsbereich nicht identifizieren, einordnen, ausscheiden, als notwendig erkennen oder abtrennen?

Der Zucker aus dem Blut tritt ab einer bestimmten Konzentration über die sogenannte Nierenschwelle. Wo fehlt uns die Süße des Lebens? Warum müssen wir im Blut derart viel Zucker behalten? Blut steht für Lebenskraft. Haben oder bekommen wir nicht genug weibliche Gefühlsanteile? Werden unsere Nieren durch dieses Manko gekränkt, krank gemacht? Zuckerkrankheit, Diabetes, hat als typische Spätfolge eine Schädigung der Nieren!

In den Nieren wird das Säure-Basen-Gleichgewicht reguliert. Säuren sind dem männlichen, aggressiven Pol zugeordnet. Man gibt z. B. Bikarbonat zum Abpuffern und zum Erhöhen des Basenanteils, also der weiblichen Seite hinzu.

Eine wirkungsvolle Teemischung bei Blasenentzündung, die durch Übersäuerung hervorgerufen wird:

---

2 Teelöffel Bärentraubenblätter werden mit $\frac{1}{4}$ Liter zimmerwarmem Wasser für 5–6 Stunden kalt angesetzt, dann abgeseiht, erwärmt und mit einem Aufguß von 1 Teelöffel Ackerschachtelhalm, den man 10 Minuten ziehen läßt, und einer Messerspitze Natriumbikarbonat vermischt.

Bärentraubenblätter wirken desinfizierend, erhöhen aber nicht die Harnausscheidung; sie enthalten Gerbstoffe, die zu Übelkeit und Erbrechen führen können. Im Kaltauszug wird jedoch lediglich fast die gesamte Wirkstoffmenge herausgelöst. Diese kann nur wirken, wenn der Harn alkalisch ist. Daher gibt man jeder Tasse Tee eine Messerspitze Natron oder eine Tablette Bullrichsalz hinzu. Auf die Dauer ist allerdings eher eine überwiegend pflanzliche und daher basenreiche Kost zu empfehlen.

Ackerschachtelhalm galt schon in der Antike als beliebtes harntreibendes und blutstillendes Mittel und Heilkraut für Frühjahrs- und Blutreinigungskuren, auch bei Wasserstauungen im Körper.

Schachtelhalmtee dient der Erhöhung des Harnflusses sowie der Zusatzbehandlung bei Katarrhen im Bereich der Niere und Blase.

Trinken Sie 3–5 Tassen täglich.

Tritt nach 2–3 Tagen keine entscheidende Besserung ein, sollten Sie *unbedingt den Arzt aufsuchen,* besonders sofort dann, wenn Sie Fieber bekommen!

Wassertreibende Tees dürfen nicht angewandt werden bei einer Leistungseinschränkung der Niere oder des Herzens! Bei Blasen- und Nierenbeschwerden ist von einer Selbstbehandlung abzuraten, da vom Laien ernsthafte Störungen übersehen werden können.

Ein altes Hausmittel für Frauen und Mädchen mit einer »schwachen Blase« ist das Sitzbad oder auch das Vollbad mit Schachtelhalmsud.

Dazu füllen Sie 50 g getrockneten Schachtelhalm in einen (alten) Perlonstrumpf, binden ihn gut zu und lassen das einlaufende heiße Wasser darüberfließen. Baden Sie 10–15 Minuten darin, und massieren Sie den unteren Bauch und die Nierengegend behutsam mit dem gefüllten Strumpf, den Sie immer wieder leicht ausdrücken. Anschließend mindestens eine halbe Stunde ruhen und warm einpacken.

Ein heißes Fußbad mit Heublumen, Beifuß oder Senfmehl hilft bei kalten Füßen. Chronisch kalte Füße oder Unterkühlung jeglicher Art schwächen die Abwehrkräfte. 2 Eßlöffel Senfmehl aus der Apotheke werden in die Fußbadewanne gegeben und mit gut warmem Wasser übergossen. Dieses Mittel hat sich auch bei Kopfschmerzen bewährt.

Da bei der Frau die Harnröhre viel kürzer ist als beim Mann, ist die Infektionsgefahr größer. Daher sollte sie besonders nach dem Stuhlgang darauf achten, die Reinigung mit Toilettenpapier von der Scheide weg in Richtung Steißbein vorzunehmen.

Bei Nierenkoliken kann, rechtzeitig eingesetzt, der Kamillentee mit seiner krampflösenden Wirkung helfen, außerdem heiße Vollbäder mit Heublumen und ein Heublumenkissen, das Sie über Wasserdampf in ca. 10 Minuten erhitzt und durchfeuchtet haben. Die Temperatur sollte bei 40 °C liegen, Dauer $^1/_2$ Stunde.

Es sollte in jedem Fall ein Arzt verständigt werden; bis zu seinem Eintreffen sammeln Sie den Urin, um eventuell abgehende Steine zu erkennen. Ihre Zusammensetzung gibt Hinweise auf die Therapiemöglichkeiten.

Viel trinken ist die beste Vorbeugung gegen Nierensteine, denn konzentrierter Harn ist förderlich für die Steinbildung. Trinken Sie 2–3 Liter pro Tag, und wechseln Sie ab mit verschiedenen Heilkräutern, welche die Harnausscheidung erhöhen. Dazu gehören Löwenzahnwurzeln mit Kraut, Goldrute und Birkenblätter. Essen Sie im Frühjahr Löwenzahnsalat, verwenden Sie ein paar feingehackte Löwenzahn- oder Brennesselblätter in Ihrer Kräutermischung sowie Petersilie. Wenn Sie den Geschmack der Tees nicht gern mögen, mischen Sie ein paar Blättchen Pfefferminze darunter. (Vorsicht ist bei Wacholderbeeren oder Petersilienwurzel geboten, da sie das Nierengewebe reizen können.)

---

3 Eßlöffel des Heilkrauts mit 1 Liter kochendem Wasser aufgießen, 10 Minuten ziehen lassen, abgießen und in einer Thermoskanne warmhalten. Zwischen den Mahlzeiten mehrmals täglich eine Tasse trinken.

Suggestive Methoden zur Heilung von Krankheiten durch die Veränderung des psychischen Zustands gab es schon vor Tausenden von Jahren, und ich möchte als Schlußgedanken einen Text aus den Veden, den »Büchern der Weisheit«, zitieren. In diesen Aufzeichnungen wurden Teile des bis dahin nur mündlich überlieferten Urwissens der drawidischen Frauen aufgeschrieben, teilweise jedoch mißverstanden und aus dem Zusammenhang herausgenommen. In dem Text heißt es:
»Ich zerstöre deine Leiden, die mit den Harnwegen verknüpft sind. Möge der aufgestaute Urin aus deinem Körper herauskommen ... Dein aufgestauter Urin möge herauskommen und ein Geräusch erzeugen. Jener Urin, der aufgehalten wird in

deiner Blase, möge er bald herauskommen und einen Ton erzeugen. Nach der Art, wie man einen Weg bahnt, um das Wasser aus einem Fluß abzuleiten, ähnlich bahne auch ich einen Weg, um deinen Urin abzuleiten. Möge all dein aufgestauter Urin herauskommen. Um Wasser aus dem Meer, einem See, einem Teich abzuleiten, schafft man einen Weg. Auf ganz gleiche Weise habe ich eine Schleuse in deiner Blase geöffnet, um deinen aufgestauten Urin abzulassen. Möge all dein Urin abfließen unter großem Geräusch. So wie ein Pfeil seinem Ziel entgegenstrebt, nachdem er sich vom Bogen gelöst hat, so möge auch dein aufgestauter Urin aus dir herauskommen unter großem Geräusch.« (Zitiert nach Dr. Vinod Verma: *Gesund und vital durch Ayurveda.*)

An dem Zitat erkennt man den respektvollen Umgang mit der Krankheit. Sie wird von dem Heiler gebeten, den Körper zu verlassen, und diese Gebete werden mit entsprechenden reinigenden Ritualen begleitet.

Und nun noch ein Tip und Anreiz zum »Selbertun«:
Lesen Sie noch einmal die Heilvisualisierung aus dem Kapitel über den Darm (Kap. 10). Die dort beschriebene »ägyptische Heilung« läßt sich auch auf Nierenprobleme anwenden und abwandeln. Gehen Sie mit Ihren feinen Sensoren in den Nieren- und Blasenbereich, lassen Sie sich leiten von Ihren Wahrnehmungen und inneren Bildern, und erspüren Sie die für Sie geeignete Therapie. Es ist alles möglich, und Ihr Unbewußtes weiß am besten, was Sie zur Heilung brauchen.

Vergessen Sie dabei möglichst Ihre Anatomiekenntnisse und alles, was Sie über Krankheiten jemals theoretisch erfahren haben. Machen Sie diese Visualisierung 21 Tage lang; wiederholen Sie nach 7 Tagen Pause den Zyklus eventuell noch bis zu dreimal. Die Zahl Drei bezieht sich auf die drei Leibebenen Körper, Seele und Geist. Sieben ist die Zahl der Chakren, und daher werden viele Übungen mindestens 21x gemacht.

Das Wissen von der Energie geht von den drei Leibebenen aus: Körper, Seele und Geist. Dazu gehört die Arbeit mit den Chakren, die als Realität gesehen werden, genauso wie der materielle Körper. Vitalität und Energie als Kennzeichen der Lebendigkeit gehören zusammen. *Vita* heißt Leben, und wahre Vitalität wird nur möglich, wenn Energie frei fließt. Leider ist der Umgang mit Energie bei uns immer noch mit einem unnötigen magisch-mystisch-diffusen Etikett versehen.

Energie ist etwas, das jeder von uns anfassen und erspüren kann. Man braucht ein bißchen Geduld mit sich selbst, aber der Umgang mit Energien ist ein Weg, der uns unserem eigenen Potential, allem, wozu wir fähig sein können, näherbringt. Und denken Sie daran:

Auch der längste Weg beginnt mit dem ersten Schritt.

Abschluß

Wir haben in diesem Buch vielerlei Wege beschrieben, auch von unseren eigenen Erfahrungen berichtet und von den Erlebnissen einiger Menschen, die wir ein Stück ihres Weges begleiten konnten.

Es wäre schön, wenn die eine oder andere Anregung etwas in Ihnen zum Klingen brachte. Schauen Sie dann noch einmal genauer hin, was dort »blinkert« und eventuell schon lange darauf wartet, von Ihnen beachtet zu werden.

Vielleicht haben Sie es auch schon einmal selbst erlebt:
Sie beginnen, sich für etwas Neues zu interessieren, oder etwas bereits Bekanntes wird in anderer Form auf einmal wieder aktuell. Plötzlich tauchen überall Hinweise auf, die Sie dorthin zu schieben scheinen. Sie lesen einen Zeitungsartikel, Sie bekommen ein entsprechendes Buch geliehen oder geschenkt, wildfremde Leute setzen sich zu Ihnen ins Zugabteil, die sich zufällig gerade mit dem gleichen Thema beschäftigen.

Es ist spannend zu beobachten: Einmal filtert unser Unbewußtes plötzlich ganz andere Dinge aus der großen Menge der auf uns einstürmenden Eindrücke, und zum anderen senden wir Schwingungen aus, die zu Resonanzen bei Menschen mit der gleichen »Wellenlänge« führen. Manchmal stimmt dann zwar die Wellenlänge, aber der Sender muß noch genauer eingestellt werden, und mit der Zeit lernen wir, ein wenig mehr zu differenzieren. Je genauer wir wissen, wo wir hinwollen, desto eher werden wir den Weg erkennen.

In einem Märchen könnte sich das ungefähr so anhören:

Ein kleines Mädchen verläuft sich im Wald und kommt an eine Weggabelung. Es weiß nicht, für welche Abzweigung es sich entscheiden soll, denn beide Wege sehen gleich aus und scheinen ins Ungewisse zu führen. Da begegnet ihm eine kleine Raupe. Weil das Mädchen mit den Tieren sprechen kann, bittet es um Rat. Die Raupe überlegt einen Moment und fragt: »Ja, wo willst du denn hin? Wenn du nicht weißt, wo dein Ziel ist, dann ist es auch gleich, welchen Weg du gehst!«

Wenn Ihr neues Ziel das Wiederentdecken der Lebendigkeit von Körper, Geist und Seele ist, dann werden Sie auch die Wege dazu finden. Vielleicht müssen Sie erst einmal wie der Junge im Märchen vom *Teufel mit den drei goldenen Haaren* in das Dunkel, die Hölle, hinabsteigen, um zu erfahren, warum der Brunnen versiegt ist und der Apfelbaum keine goldenen Früchte mehr trägt. Was behindert das Sprudeln der inneren Quelle, und was nagt an den Wurzeln der Lebendigkeit? Wo sind die Quellen versiegt oder vergiften den Körper, die Seele und den Geist?

Wir sind nicht auf der Welt, um uns klein und schlecht zu fühlen, sondern wir haben das Recht – und die Pflicht –, unsere Fähigkeiten und Stärken zu erkennen und etwas Sinnvolles damit zu tun.

Lassen Sie sich nicht entmutigen, wenn Ihnen der Weg manchmal schwierig erscheint. Sehen Sie die Schwierigkeiten als das, was sie sind: Ablenkungsmanöver auf dem Weg zu Ihrem Selbst – Ihrem göttlichen Kern und damit wahrer Selbsterkenntnis.

Es gibt einen wunderschönen alten Segensspruch aus dem Jahre 1692, der in der St.-Pauls-Kirche in Baltimore gefunden wurde (s. S. 257ff.).

Möge er Sie auf Ihrem Weg begleiten:

DESIDERATA
(Segensspruch)

Gehe
behutsam
Deinen Weg
inmitten des Lärms
und der Hast dieser Welt und vergiß nie,
welcher Friede im Schweigen
liegt.

Lebe, soweit als möglich und ohne Dich selbst
aufzugeben,
in guten Beziehungen zu anderen Menschen.
Verkünde Deine Wahrheit ruhig und klar.
Höre auch anderen zu, sogar den Törichten
und Unwissenden:
auch sie haben ihre Geschichte.

Vermeide laute und aggressive Menschen, sie bringen
nur geistigen Verdruß.
Es ist möglich, daß Du entweder stolz oder
verbittert wirst,
wenn Du Dich mit anderen vergleichst;
denn immer wird es bedeutendere
und unbedeutendere
Menschen geben als Dich selbst.

Freue Dich des Erreichten genauso wie Deiner Pläne;
doch sei auf jeden Fall demütig.

Übe Vorsicht in Deinen Geschäften;
denn die Welt ist voller Betrügereien.
Verschließe Dich jedoch nicht dem Wert der Tugenden;
viele Menschen streben nach hohen Idealen,
und das Leben ist voll von stillem Heldentum.

Sei Du selbst.
Heuchle vor allem keine Zuneigung
und spotte nicht über die Liebe.
Trage freundlich die Bürde der Jahre und
gib mit Anmut alles auf,
was der Jugend zusteht.
Nähre die Kraft Deines Geistes,
um plötzlichem Unglück gegenüber
gewachsen zu sein.

Viele Ängste entstehen aus Müdigkeit und Einsamkeit.
Neben einer heilsamen Disziplin
sei freundlich zu Dir selbst.
Du bist ein Kind des Universums,
nicht weniger als die Bäume und Sterne.
Du hast ein Recht darauf, hier zu sein.
Und die Kraft des Universums wird
sich so entfalten, wie es sein muß,
ob Dir das klar ist oder nicht.

Deshalb lebe in Frieden mit Gott,
was immer Du Dir unter IHM vorstellst.
Und was immer Deine eigenen Bemühungen
und Absichten auch sein mögen:

Halte Frieden mit Deiner Seel
in diesem lärmigen
Durcheinander des Lebens.
Mit all ihrem Schein, ihren Kümmernissen
und zerbrochenen Träumen
ist diese Welt dennoch wunderbar.
Sei achtsam.
Strebe nach wahrer Glückseligkeit.

Literatur

Achterberg, Jeanne: *Die Frau als Heilerin,* München 1994

dies./Dossey, Barbara/Kolkmeier, Leslie: *Rituale der Heilung, Die Kraft von Phantasiebildern im Gesundungsprozeß,* München 1996

dies.: *Gedanken heilen,* Reinbek 1994

Arrien, Angeles: *Der Vierfache Weg, Den inneren Krieger, Heiler, Seher und Lehrer entwickeln,* Freiburg 1996

Ballinger, Erich: *Lerngymnastik für Kinder,* München 1996

Benner, Dr. Klaus-Ulrich: *Der Körper des Menschen,* Augsburg 1996

Biedermann, Hans: *Knaurs Lexikon der Symbole,* München 1989

Bind-Klinger, Anita: *Heilung durch Harmonie,* München 1992

Dahlke, Rüdiger/Dethlefsen, Thorwald: *Krankheit als Weg,* München 1990

ders.: *Mandalas der Welt. Ein Meditations- und Malbuch,* München 1994,

ders.: *Der Mensch und die Welt sind eins,* München 1994

da Silva, Kim/Rydl, Do-Ri: *Energie durch Bewegung,* München 1995

Dougans, Inge/Ellis, Suzanne: *Fußreflexzonentherapie,* München 1995

Emkow, Berndt: »Manuskripte Drawidischer Ayur-Veda« in: *Der Heilpraktiker* 5/96 und 9/96

Epstein, Gerald: *Gesund durch die Kraft der Vorstellung*, München 1989

Faber, Stephanie: *Hobbykurs Kosmetik*, München 1985

Fincher, Susanne: *Mandala-Malen*, Braunschweig 1993

Fischer-Rizzi, Susanne: *Von Blättern und Bäumen*, München 1994

dies.: *Medizin der Erde*, München 1994

dies.: *Himmlische Düfte*, München 1994

dies.: *Botschaft an den Himmel*, München 1996

Frohn, Birgit/Uber, Heiner/Xokonoschtletl: *Mutter Erde, Die alten Heilweisen der Indianer*, München 1996

Gebrüder Grimm: *Märchen*

Hebel, Johann Peter: *Der Rheinische Hausfreund*

Höting, Hans: *Die Moxa-Therapie*, München 1995

Huyser, Anneke: *Das Mandala-Arbeitsbuch*, München 1996

Jürgens, Dr. Bernd: *Älter werden ohne Beschwerden*, Bern 1996

Kapit, Wynn/Elson, Lawrence: *Anatomie-Malatlas*, Neubiberg 1989

Liebau, Karl F.: *Handbuch für die Naturheilkunde*, München 1988

Leboyer, Frédérick: *Sanfte Hände*, München, 13. Aufl. 1993

Leuner, Hanscarl: *Katathymes Bilderleben*, Stuttgart 1988

Löffler, Helmut: *Naturheilkunde von A – Z*, Wien 1977

Lüscher, Max: *Der Lüscher-Test*, Rowohlt, Reinbek 1971

Milz, Herbert: *Der wiederentdeckte Körper*, München 1992

Murty, Kamala: *Malbuch Mandala, Malen und Meditieren mit dem uralten Lebenssymbol*, Bern, München, Wien 1996

Apotheker Pawlow: *Heilpflanzen*, München 1996

Preuschoff, Gisela: *Das kleine Wunschbuch*, München 1995

dies.: *Sinfonie der Düfte*, München 1994

Pütz, Jean: *Hobbythek. Gesundheit mit Kräutern und Essenzen*, Köln 1988

ders.: *Die Fünf-Minuten-Kosmetik*, Köln 1990

Rätsch, Christian: *Räucherstoffe, Der Atem des Drachens*, Aarau 1996

Riedel, Ingrid: *Formen*, Stuttgart 1985

dies.: *Hans, mein Igel*, Stuttgart 1991

dies.: *Farben*, Stuttgart 1983

Smolik, Hans-Wilhelm: *Näpflis wundersame Reise durch den menschlichen Körper*, DAK 1981

Strassmann, René Anton: *Baumheilkunde*, Mogelsberg 1986

Thakkar, Dr. Chandrasekhar: *Ayurveda*, Freiburg 1977

Tietze, Henry G.: *Organsprache von A – Z*, München 1993

Tisserand, Robert B.: *Aromatherapie*, Freiburg, 5. Aufl. 1989

Verrna, Vinod: *Gesund und vital durch Ayurveda*, Bern, München, Wien 1995

Vopel, Klaus: *Die 10-Minuten-Pause*, Salzhausen 1993

ders.: *Höher als die Berge, tiefer als das Meer, Phantasiereisen für Neugierige*, Salzhausen 1994

Weiss, Thomas: *Krank im Schlaraffenland*, München 1994

Wollner, Fred: *Räucherwerk und Ritual*, Kempten 1995

Wunder der Wissenschaft: *Der Körper*, Time-Life-Bücher 1965

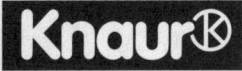

ALTERNATIV HEILEN

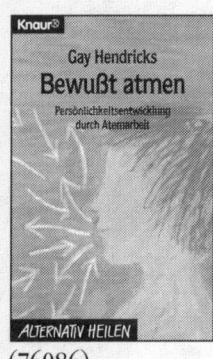

Knaur®
Gay Hendricks
Bewußt atmen
Persönlichkeitsentwicklung
durch Atemarbeit
ALTERNATIV HEILEN

(76086)

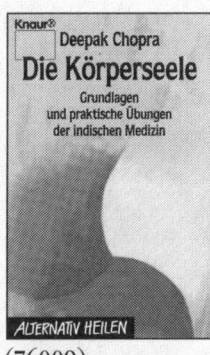

Knaur®
Deepak Chopra
Die Körperseele
Grundlagen
und praktische Übungen
der indischen Medizin
ALTERNATIV HEILEN

(76009)

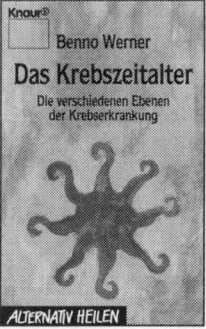

Knaur®
Benno Werner
Das Krebszeitalter
Die verschiedenen Ebenen
der Krebserkrankung
ALTERNATIV HEILEN

(76040)

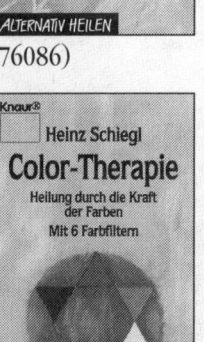

Knaur®
Heinz Schiegl
Color-Therapie
Heilung durch die Kraft
der Farben
Mit 6 Farbfiltern
ALTERNATIV HEILEN

(76041)

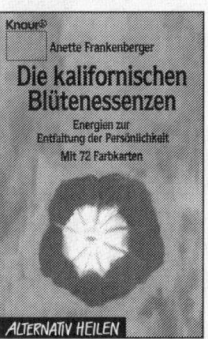

Knaur®
Anette Frankenberger
**Die kalifornischen
Blütenessenzen**
Energien zur
Entfaltung der Persönlichkeit
Mit 72 Farbkarten
ALTERNATIV HEILEN

(76036)

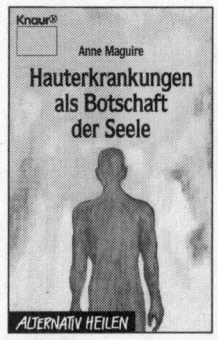

Knaur®
Anne Maguire
**Hauterkrankungen
als Botschaft
der Seele**
ALTERNATIV HEILEN

(76039)

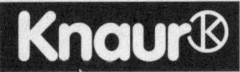

ALTERNATIV HEILEN

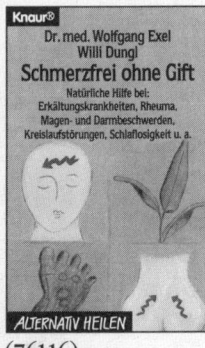

Dr. med. Wolfgang Exel
Willi Dungl
Schmerzfrei ohne Gift
Natürliche Hilfe bei:
Erkältungskrankheiten, Rheuma,
Magen- und Darmbeschwerden,
Kreislaufstörungen, Schlaflosigkeit u. a.

(76116)

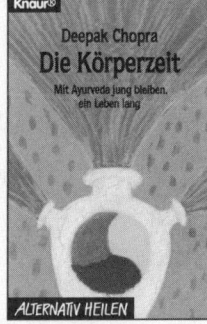

Deepak Chopra
Die Körperzeit
Mit Ayurveda jung bleiben,
ein Leben lang

(76095)

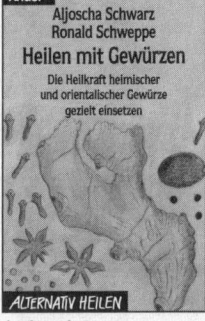

Aljoscha Schwarz
Ronald Schweppe
Heilen mit Gewürzen
Die Heilkraft heimischer
und orientalischer Gewürze
gezielt einsetzen

(76105)

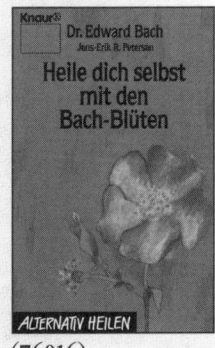

Dr. Edward Bach
Jens-Erik R. Petersen
**Heile dich selbst
mit den
Bach-Blüten**

(76016)

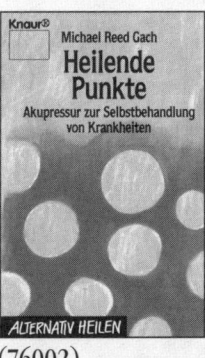

Michael Reed Gach
**Heilende
Punkte**
Akupressur zur Selbstbehandlung
von Krankheiten

(76002)

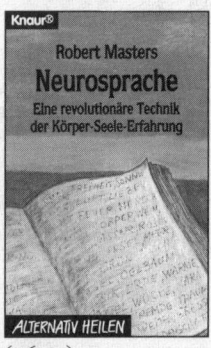

Robert Masters
Neurosprache
Eine revolutionäre Technik
der Körper-Seele-Erfahrung

(76121)

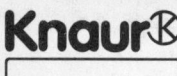

ALTERNATIV HEILEN

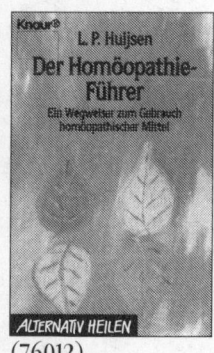

L. P. Huijsen
Der Homöopathie-Führer
Ein Wegweiser zum Gebrauch homöopathischer Mittel

ALTERNATIV HEILEN

(76012)

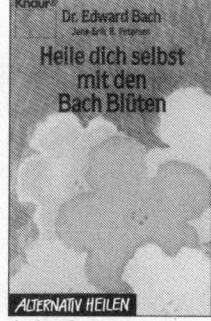

Dr. Edward Bach
Jens-Erik R. Petersen
Heile dich selbst mit den Bach Blüten

ALTERNATIV HEILEN

(76016)

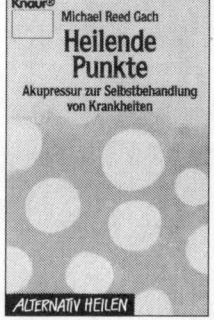

Michael Reed Gach
Heilende Punkte
Akupressur zur Selbstbehandlung von Krankheiten

ALTERNATIV HEILEN

(76002)

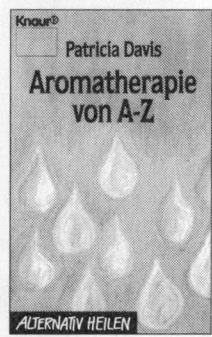

Patricia Davis
Aromatherapie von A–Z

ALTERNATIV HEILEN

(76015)

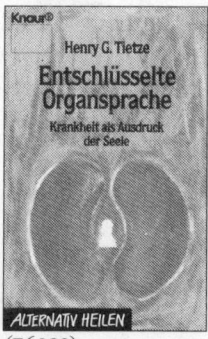

Henry G. Tietze
Entschlüsselte Organsprache
Krankheit als Ausdruck der Seele

ALTERNATIV HEILEN

(76023)

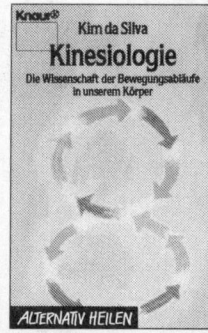

Kim da Silva
Kinesiologie
Die Wissenschaft der Bewegungsabläufe in unserem Körper

ALTERNATIV HEILEN

(76021)

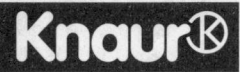

ALTERNATIV HEILEN

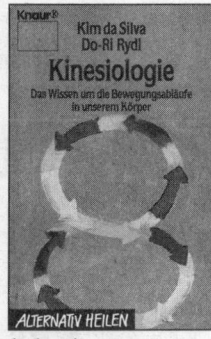

Knaur®
Kim da Silva
Do-Ri Rydl
Kinesiologie
Das Wissen um die Bewegungsabläufe in unserem Körper
ALTERNATIV HEILEN

(76021)

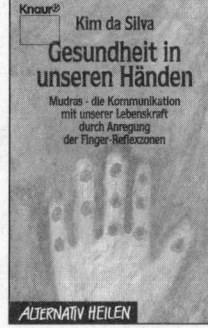

Knaur®
Kim da Silva
Gesundheit in unseren Händen
Mudras - die Kommunikation mit unserer Lebenskraft durch Anregung der Finger-Reflexzonen
ALTERNATIV HEILEN

(76019)

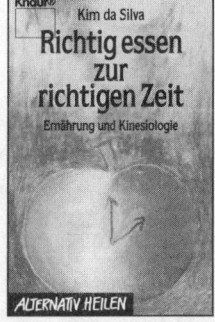

Knaur®
Kim da Silva
Richtig essen zur richtigen Zeit
Ernährung und Kinesiologie
ALTERNATIV HEILEN

(76020)

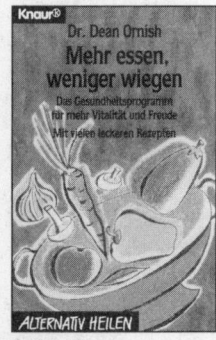

Knaur®
Dr. Dean Ornish
Mehr essen, weniger wiegen
Das Gesundheitsprogramm für mehr Vitalität und Freude
Mit vielen leckeren Rezepten
ALTERNATIV HEILEN

(76124)

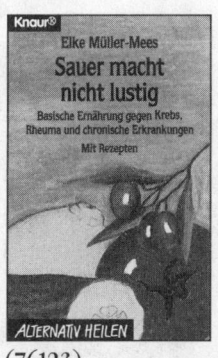

Knaur®
Elke Müller-Mees
Sauer macht nicht lustig
Basische Ernährung gegen Krebs, Rheuma und chronische Erkrankungen
Mit Rezepten
ALTERNATIV HEILEN

(76123)

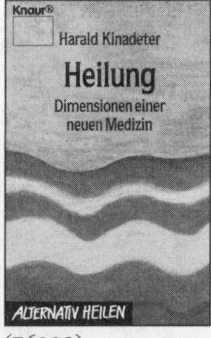

Knaur®
Harald Kinadeter
Heilung
Dimensionen einer neuen Medizin
ALTERNATIV HEILEN

(76003)